Ich finde nicht mein Maß

W0074223

MEDICUS

Ich finde nicht mein Maß

Prof. Dr. med. Gisela Ehle

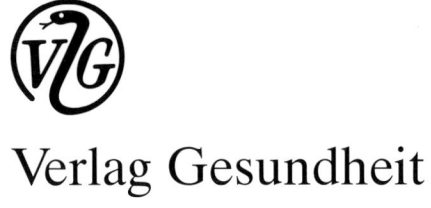

Verlag Gesundheit

Ehle, Gisela:
Ich finde nicht mein Maß/Gisela Ehle. – 1. Aufl. – Berlin: Sport und Gesundheit Verlag GmbH, 1992. –
118 S.: 15 Abb. – (Medicus)

ISBN 3-333-00669-3

1. Auflage
Satz: deutsch-türkischer fotosatz, Berlin
Druck: Halberstädter Druckhaus
Buchbinderische Weiterverarbeitung: Goldak, Berlin
Umschlaggestaltung: Siegfried Riemer

Inhaltsverzeichnis

Einleitung   7

Was bedeutet magersüchtig zu sein?   12

Was bedeutet eß-brechsüchtig zu sein?   18

Was bedeutet eßsüchtig zu sein?   22

Gemeinsames der Eßstörungen: Die Schwierigkeit, das richtige Maß zu finden   25

Wie häufig sind diese Eßstörungen eigentlich?   28

Wie wirken sich die Eßstörungen auf die Familie oder Partnerbeziehung aus?   31

Vielschichtig sind die Ursachen, immer ist es eine persönliche Geschichte   34
    Betroffene berichten   34

Kulturelle, individuelle und biologische Wurzeln von Eßstörungen   47
    Spieglein, Spieglein an der Wand, wer ist die Schönste im ganzen Land?   47
    Vom Sinn des Fastens zu verschiedenen Zeiten   51
    Macht Dicksein einen Sinn?   55

„Ein Löffel für Vati, ein Löffel für Mutti . . .“
Familiäre Wurzeln von Eßstörungen   58

„Sich gehen lassen, das ist furchtbar“
Psychische Wurzeln der Eßstörung   66

Psycho-biologische Faktoren für die Entwicklung gestörten Eßverhaltens   74
    Stoffwechselanpassung an Fasten und Hungern   78

Körperliche Folgen und Risiken chronischer Eßstörungen   84
    Folgen des Untergewichts   84

Folgen bulimischen Eßverhaltens 86
Folgen des Übergewichts 88

Therapie oder der Kampf mit der Waage? 90

Verbesserung des körperlichen Zustandes bei Magersucht 92
Tod bei Magersucht 98
Welche Chancen hat jemand, der an Eßstörungen erkrankt? 99
Verbesserung des körperlichen Zustandes bei Eßsucht und bei Eß-
Brechsucht 99
Tod bei Bulimie 103
Selbstbeobachtungs-Protokoll 104

**Psychotherapeutische Angebote –
„Ich möchte wissen, was in mir nicht funktioniert ..."** 105

Familientherapeutische Konzepte 110

Selbsthilfegruppen für Eßgestörte sind eine Chance 113

Adressen von Selbsthilfevereinigungen 117

Literatur 118

Einleitung

Kennen sie das auch?
Wenn sie erschöpft sind, müde oder traurig, gehen sie zum Kühlschrank und schneiden sich eine Scheibe Wurst oder Käse ab. Nach zwei Minuten streichen sie sich eine Stulle, obwohl sie eigentlich keinen Hunger verspüren, ja vielleicht gerade vorher gegessen hatten. Nun fühlen sie sich besser, irgendwie entspannter, und bekommen wieder Lust darauf, etwas zu unternehmen.

Sie haben nicht nur ihren physischen Hunger gestillt, sondern durch den Genuß beim Essen und durch die Beschäftigung in der Küche etwas gegen die Erschöpfung und die Traurigkeit getan, eine (innere) *Leere gefüllt.*

Als sie noch ein kleines Kind waren, hatte die Mutter, wenn sie weinten oder quengelig waren, oft ebenso gehandelt, indem sie ihnen einen „Tröster" in den Mund steckte. Es konnte ein Bonbon oder auch etwas Herzhaftes sein. Unsere frühesten Erfahrungen sind mit Nahrungsaufnahme verbunden. Unsere Pflegeperson beantwortete unsere Äußerungen von Unbehagen, sei es aus Hunger, Einsamkeit, Schmerzen . . . mit Füttern, Körperkontakt oder Körperpflege. So haben wir die Erfahrung gemacht, daß *Nahrungsaufnahme nicht nur physischen sondern auch emotionalen Hunger stillt.*

Nahrungsaufnahme verbindet uns mit unserer Familie oder unseren Freunden. Wenn wir gemeinsam am Tisch sitzen, dann findet sich auch Zeit über vieles zu sprechen, was uns bewegt und was uns am Tage begegnet ist.

Gemeinsame Nahrungsaufnahme verbindet

Emotionaler Hunger macht krank − ungestillte Bedürfnisse nach Anerkennung und Zärtlichkeit und Zuwendung von Menschen, die uns wichtig sind, machen hungrig. Im täglichen Leben sprechen wir in diesem Zusammenhang weniger von Hunger als von *Sehn-sucht*. Das Wort Sehnsucht jedoch enthält das Wort „*Sucht*". Daß man süchtig werden kann, wenn die Sehnsucht überhand nimmt, wissen wir aus Liedern und Geschichten von Prinzen und Prinzessinnen, die unglücklich liebten. Wir beachten aber viel zu wenig unsere Erfahrung, daß ungestillte Sehnsucht uns nach Ersatz greifen läßt . . . seien es Alkohol oder Drogen, bzw. Medikamente, sei es der Drang, sich mit Arbeit zu betäuben oder zum Spielautomaten zu gehen oder auch der Drang, sich etwas Gutes zu tun und zu essen.

Ungestillte Bedürfnisse machen hungrig

Kann Essen zur Droge werden?
Ist Magersucht das Gegenteil von Eßsucht?

Ich versuche in diesem Buch aus meinen Erfahrungen im Umgang mit eßsüchtigen und magersüchtigen Menschen Hintergründe und therapeutische Möglichkeiten für süchtige Eßstörungen zu benennen. Ich möchte Betroffene und ihre Angehörigen informieren, weil ich die Erfahrung gemacht habe, daß sie oft viel zu spät professionelle Hilfe suchen oder sich Selbsthilfegruppen anschließen. Betroffen sind häufiger Frauen, man rechnet mit über 500 000 Betroffenen in Deutschland. In den letzten 10 Jahren sind Eßstörungen so etwas wie moderne Krankheiten geworden. Wurden sie früher eher selten in psychosomatischen Kliniken behandelt, so reichen jetzt die Behandlungsplätze nicht aus.

Ich frage nach biologischen, kulturellen und individuellen Ursachen, warum immer weniger Menschen unbefangen essen und den Hunger bzw. Sättigungssignalen ihres Körpers vertrauen können. Dabei stellt sich die Frage, welchen Einfluß die gegenwärtigen Lebensbedingungen auf die Entstehung dieser Störungen haben.

Ökologisches Gesundheits-Krankheitsverständnis

Ich versuche, diese Frage auf dem Hintergrund eines *ökologischen Gesundheits-Krankheitsverständnisses* zu beantworten. Danach ist ein Individuum so lange gesund, wie seine biologischen und psychischen Systeme sich in einem harmonischen Gleichgewichtszustand befinden (s. Abb. 1). Jedes Individuum verfügt über psychische und körperliche Reserven, die ihm erlauben, ein zeitweilig gestörtes Gleichgewicht wieder herzustellen. Erst wenn dies nicht gelingt, wenn seine psychischen und körperlichen Anpassungsmöglichkeiten nicht ausreichen, entsteht ein Ungleichgewicht, welches wir als Krankheit bezeichnen. Krankheit kann also nicht linear aus einer einzigen Ursache abgeleitet werden, sei sie nun biologisch oder psychisch, sondern ist immer multifaktoriell bedingt. Arzt und Patient müssen im Gespräch gemeinsam versuchen zu sichten, welchen Stellenwert die einzelnen Faktoren für die Auslösung der zu behandelnden Krankheit haben.

Unter *biologischen Faktoren* kann man u. a. die körperliche Anlage, bleibenden Folgen vorausgegangener Krankheiten, Ernährungsmängel, Infektionen oder Stoffwechselstörungen verstehen.

Psychische Faktoren können Reaktions- und Verhaltensweisen sein, die sich u. a. als gesundheitsbewußte oder risikoreiche

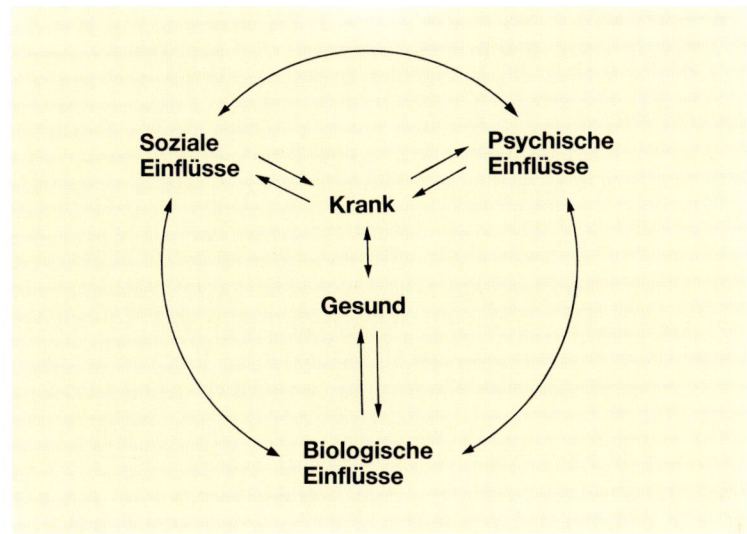

Abb. 1   Ökologisches Gesundheits-/Krankheitsverständnis

Lebensweise äußern, aber auch Fähigkeiten sich mit sozialen Anforderungen auseinanderzusetzen.

Soziale krankheitsbegünstigende Faktoren sind die moderne Lebensweise, z. B. die zunehmende Isolierung und Reizüberflutung in den Städten, der Zwang zur ständigen Umstellung im persönlichen und Berufsleben, wodurch langfristige emotionale Beziehungen zu anderen Personen und damit die soziale Unterstützung schwieriger aufrechterhalten werden können. Wenn die Bewältigung der täglichen Anforderungen nicht gelingt, reagiert der Körper mit *Streß.* Erlebt das Individuum immer häufiger, daß es die Erwartungen oder Anforderungen der Umwelt nicht erfüllen kann, steigen innere Spannung und Reizbarkeit, folgen Resignation und Erschöpfung. Sein Befinden kann durch den Genuß von Alkohol, Einnahme von Medikamenten, aber auch durch Essen verbessert werden. Von *süchtigem Essen* muß man dann sprechen, wenn ein unabweisbares Verlangen nach (bestimmter) Nahrungsaufnahme vorliegt, bzw. nur durch Essen eine ausgeglichene Stimmungslage, ein Gefühl innerer Harmonie, herbeigeführt werden kann. Diesem Verlangen werden die Kräfte des Verstandes untergeordnet, gesundheitliche und soziale Folgen in Kauf genommen, weil die freie Willensentscheidung beeinträchtigt ist.

Soziale krankheitsbegünstigende Faktoren

Magersüchtig bedeutet, sich diesem scheinbaren Ausweg, diesen „Tröstungen" strikt zu widersetzen und innere Stabilität durch den Sieg über das Verlangen nach rascher Bedürfnisbefriedigung zu erringen.

Krankwerden und *Krankbleiben* sind, wie *Gesundwerden* und *Gesundbleiben* nach diesem Verständnis ein Prozeß, an dem der Erkrankte entscheidend beteiligt ist. Jede Krankheit bedoht das Selbstwerterleben und verändert unsere Handlungsmöglichkeiten und unsere Lebensqualität. Nur wenn im Gespräch zwischen Arzt und Patient nach allen auslösenden Bedingungen gesucht und der Blick nicht nur auf organische Ursachen eingeschränkt wird, können die streßbedingten Krankheiten ursächlich geheilt werden. Das setzt voraus, daß aus einer *stummen,* auf diagnostische Apparate konzentrierten Medizin wieder eine *sprechende Medizin* wird. Heilung kann man nicht nur von Medikamenten erwarten, sie kann auch im Nachdenken über soziale und psychische Ursachen bestehen, woraus folgen könnte, Lebensziele und Lebensweisen zu überprüfen.

Ich bin den vielen Patienten dankbar, die mir dieses Krankheits- und Gesundheitsverständnis vermittelt haben. Einige wirkten durch ihre Tagebuchaufzeichnungen an der Gestaltung dieses Buches mit.

Ich will versuchen, häufig vorkommende Konflikte, Persönlichkeits- und Verhaltenseigenschaften sowie typische Familienkonstellationen zu beschreiben, die zu süchtigem Essen oder der Verweigerung beitragen können und möchte gleichzeitig betonen, daß jede Entwicklung individuell erfolgt und es „*die* typische Suchtpatient(in)" nicht gibt.

Ich wünsche mir, daß Betroffenen und Familienangehörigen durch dieses Buch einige Zusammenhänge deutlicher werden, insbesondere welche Funktion die Sucht für das Leben des Betroffenen und für den Familienzusammenhalt erfüllt. Eine wichtige Funktion ist nämlich, daß durch die Sorge um die Erkrankte, durch das dauernde Reden und Nachdenken über Essen oder Nichtessen die wirklichen Hintergründe der Lebensproblematik verschleiert werden.

Die Gründung einer „Europäischen Gesellschaft zum Studium von Eßstörungen" (1988) weist darauf hin, daß die Zunahme süchtiger Eßstörungen ein wirkliches Problem bedeutet. Es stellt sich jedoch die Frage, ob es vordergründig individuelle Lebensschwierigkeiten sind, welche immer mehr Menschen ihr Maß verlieren lassen, oder ob längst in den „Wohlstandsländern" das Maß verloren wurde und die Süchtigen wie Seismographen diese Fehlentwicklung anzeigen. Diese zeigt sich für mich einesteils in der Verelendung und dem täglichen Hunger in den Entwicklungsländern, es verhungern 40 Mio. Menschen jährlich, und andererseits in der explosionsartigen Zunahme von Suchterkrankungen und kriminellen Entwicklungen in den Ländern, in denen die Preise der Nahrungsmittel manipuliert oder Nahrungsmittel gar vernichtet werden. Denn auch die Suchtkrankheiten sind „Hungerkrankheiten", emotionale Hungerkrankheiten. Sie weisen auf die Sehnsucht nach innerer Harmonie, menschlicher Geborgenheit, sinnvoller Arbeit hin. Gefragt zu ihrer Behandlung wäre also nicht primär die Medizin, an sie wird die Problematik nur abgeschoben, gefragt sind öffentliche Diskussionen über die Hintergründe der Zivilisationserkrankungen und Suchten.

Jedes Zeitalter hat seine eigenen Krankheiten, die ebenso zu seiner Physiognomie gehören, wie all die hervorragenden wissenschaftlichen, technischen und künstlerischen Leistungen. Im Mittelalter folgten den Kriegszügen die großen Pestepidemien. Zu unserer Zeit sterben in Europa die meisten Menschen an zivilisationsbedingten Krankheiten wie den Herz-Kreislauf-Erkrankungen sowie an den Folgen von Unfällen und Suchterkrankungen.

Niemals kann die Medizin eine therapeutische Antwort auf diese große Herausforderung finden, sie kann höchstens Folgen und Schäden reparieren. Sie muß aber gemeinsam mit den Betroffenen in die öffentliche Diskussion über Ziele, Wege und Maßstäbe der zukünftigen Entwicklung eingreifen und verdeutlichen, daß die von Süchten Betroffenen nicht etwa besonders schwache, sondern besonders sensible Mitglieder der Gesellschaft sind, die uns mit der Frage nach dem Sinn und den Wertmaßstäben des gegenwärtigen Lebens konfrontieren.

Was bedeutet magersüchtig zu sein?

Nach medizinischen Diagnosekriterien wird dann von Magersucht gesprochen, wenn durch Nahrungskarenz das Gewicht unter 75 % des Normalgewichtes abgesunken ist.

Magersucht

Die Betroffenen kontrollieren ihre Nahrungszufuhr auch dann noch, wenn sie weit unter dem Gewicht bleiben, das für ihr Alter und ihre Körpergröße zu erwarten wäre.

Ihr Entschluß, eine Diät durchzuführen, wird meistens durch Bemerkungen ausgelöst, die Freunde oder Eltern einfach so dahinsagen und die jeder von uns schon gehört hat: „Du hast aber ganz schön zugelegt, ... du hast einen Po bekommen, ... du könntest auch mal abspecken." Nicht selten begannen Mutter und Tochter oder die Familie gemeinsam mit einem Diätprogramm oder gingen Diätversuche von Klassenkameraden voraus.

Strenge Selbstkontrolle der Nahrungszufuhr

Viel häufiger beginnen Mädchen als Jungen mit strenger Kontrolle ihrer Nahrungszufuhr, bzw. halten sie konsequenter ihren Vorsatz ein, so daß Magersucht als eine typische Erkrankung für Mädchen in der Pubertät galt. In den letzten Jahren kommen jedoch auch häufiger junge Männer in Behandlung, die als Sportler, Ballettänzer oder Schauspielstudenten auf ihre Figur achten. Erwachsene Frauen kommen ebenfalls öfter in die Sprechstunde, jedoch lassen sich Hinweise auf den Beginn dieser Erkrankung auch bei ihnen in den Zeitraum zurückverfolgen, in dem die hormonellen Veränderungen der Pubertät einsetzten. Ist dieser Zusammenhang eindeutig, so spricht man von *Pubertätsmagersucht*. Der Körper des jungen Mädchens verändert sich. Es kann nicht beeinflussen, daß er unaufhaltsam wächst, Po, Hüften und Brüste sich herausbilden und die Monatsblutung sich einstellt. Durch das veränderte Äußere wird sie von ihren Angehörigen, Gleichaltrigen und Älteren als verändert erlebt, obwohl sie sich noch unverändert fühlt. Mal wird sie als eine junge Frau behandelt, dann wieder als Kind, welches zu gehorchen hat. Die Erwar-

Erwartungen, Konflikte, Zurücksetzung

tungen, die die Umwelt an sie hat, die Erwartungen, die sie selbst hat, sind zweideutig geworden. Kleine Konflikte, Zurücksetzung gegenüber anderen Klassenkameradinnen, Enttäuschung durch eine Freundin, Abwehr oder Spott durch Jungen, Störungen im

Vertrauen zu den Eltern, verletzen ihre innere Sicherheit und führen zu der Erklärung: „das ist, weil ich so dick bin, keiner mag mich deshalb". So beginnt sie eine Diät. Das ist nicht schwierig, weil diese in Zeitschriften, Werbungen und Tips reichhaltig vertretenen Schlankheits-Rezepte ein häufiges Gesprächsthema in ihrer Umgebung bilden. Sie beginnt Fett und Zucker zu meiden, das nagende Hungergefühl durch Zufuhr von Wasser, Tee oder Säften auszuhalten, Rauchen kann dabei eine Hilfe sein. Anfänglich erhält sie nur positive Rückmeldungen, Bewunderung wegen der schlanken Figur, der Selbstbeherrschung, der Konsequenz. Ihr Ziel scheint erreicht, sie hat ein Mittel gefunden, um sich Selbstbestätigung zu schaffen. Besonders Mädchen, welche in der Schule oder in der Familie sich mit ihrer Meinung und ihrem Verhalten nicht durchsetzen können und befürchten, nicht ernst genommen zu werden, versuchen Selbstbestimmung durch die Kontrolle über ihr Nahrungsbedürfnis und über ihren Körper zu erringen. Sie schaffen anfangs ihr Hungergefühl zu unterdrücken, meist geht es aber nicht dauerhaft verloren, sondern quält sie Tag und Nacht. So müssen sie Mechanismen und Möglichkeiten suchen, um damit fertig zu werden. *Genießen und Auskosten in der Phantasie* ist eine Möglichkeit. Kaum ein anderes junges Mädchen liest so viele Kochbücher, sammelt Rezepte und schreibt sie ab. Den Angehörigen ist besonders unverständlich, wenn sie voller Eifer für die Familie ausgiebig bäckt und kocht, das Essen schön garniert, aber nicht bereit ist, am gemeinsamen Mahl teilzunehmen, sogar wütend reagiert, wenn sie dazu aufgefordert wird. Dies wird nur verständlich, wenn wir uns klar machen, daß die Angehörigen als Stellvertreter fungieren, und die Kranke jeden Bissen in der Phantasie so auskostet als ob sie selbst esse. Um dem Streit mit der Familie zu entfliehen, vor allem aber, um der Versuchung eines gedeckten Tisches zu entgehen, nimmt sie ihre Nahrung allein ein. So kann sie unbeobachtet viele kleine Portionen machen, sie lange und genußvoll kauen. Ihr Essen reduziert sich immer mehr auf ein leeres Ritual und wird zu einer Karikatur: Große Teller mit kaum etwas darauf; aber die verschiedensten Gewürze, Soßen und Getränke auf dem Tisch, damit die Illusion eines reichlich gedeckten Tisches aufrechterhalten werden kann. Um dem nagenden Hungergefühl nachzugeben, trinken die Kranken manchmal bis zu 6 Liter Flüssigkeit am Tage.

Je dünner die Betroffenen werden, um so heftiger bemüht sich

Selbstbestätigung

Essen als leeres Ritual

die Familie, sie zum Essen zu bewegen. Bald gibt es kein anderes Gesprächsthema mehr. Beeinflussungsversuche reichen vom Kochen der Lieblingsspeisen über Bitten und Versprechungen, von Belohnungen bis zur tätlichen Auseinandersetzung oder Tränen, – die Tochter ißt trotzdem nur eine sehr dünne Schnitte und kratzt die Butter darauf. Nicht selten fängt sie an, erzwungenes Essen heimlich zu erbrechen. Da nach längerem Fasten das Essen verständlicherweise zu Magendrücken und diffusen Verdauungsbeschwerden führen muß, da der Magen sich an die geringen Nahrungsmengen angepaßt hat, geben die Angehörigen beim Klagen über Magenbeschwerden auf. Versuchen sie, die Tochter zum Arztbesuch zu bewegen, so geht sie nur widerwillig mit. Sie fühlt sich nicht krank. Sie kann die Sorgen der anderen nicht verstehen, denn sie bestätigt sich ihre Leistungsfähigkeit durch körperliche Anstrengungen: stundenlanges Radfahren, Jogging, Gymnastik. Manche essen nur, wenn sie in Bewegung sind, um Sicherheit zu haben, daß die aufgenommenen Kalorien sofort wieder verbraucht werden. Die Mengen, die sie essen, werden immer geringer. Durch Unterscheidung zwischen *„erlaubten"* und *„verbotenen" Nahrungsmitteln* werden Fleisch, Butter und warmes Essen schließlich ganz gemieden. Die Betroffenen leben oft nur von Knäckebrot, Obst und Joghurt. Unverständlich ist den Angehörigen (es wird von den Betroffenen auch abgestritten), daß sie ein Glücksgefühl, ja ein Triumphgefühl, auf der Waage erleben, wenn sie weiter abgenommen haben. Den Widerspruch zwischen ihrem

Abmagerung ist das beherrschende Ziel

Wissen, daß weitere Abmagerung bedrohliche Folgen haben wird und daß ihre Müdigkeit, Gereiztheit und Konzentrationsstörungen bereits Zeichen des Ernährungsmangels sind, erleben sie, aber es ist, als ob es eine fremde Person betreffen würde. Die Betroffenen sprechen von sich wie von Fremden – mal mit Staunen, mal mit Sympathie und Mitleid, auch mit Spott oder Triumph, selten mit Abscheu, immer mit Unsicherheit. Es ist, als hätten sie sich hinter die Mauern einer Festung zurückgezogen, die ihnen einesteils unheimlich ist, hinter der sie sich aber auch sicher fühlen. Ihre Traurigkeit versuchen sie zu verbergen. Darf die Mutter sie in den Arm nehmen, bricht manchmal dieser Selbstschutz, und sie können weinen. Als einen Zwang, der sie

Angst, fett zu werden

beherrscht und zwinge zu hungern – und als die Angst, fett zu werden, beschreiben sie ihr Empfinden, dem sie sich ausgeliefert fühlen. Manchmal verlieren die Eltern die Beherrschung. Im

Streit kommt es zu Schlägen. Dadurch werden sie äußerlich immer härter und stolzer.

Manche vermeiden es, sich im Spiegel zu betrachten, weil ihr Aussehen sie erschreckt und sie trotzdem nicht fähig sind, ihr Verhalten zu ändern. Die meisten betrachten heimlich ihren ausgemergelten Körper jedoch wohlgefällig. Besonders der eingefallene Bauch macht ihnen Freude, weil sie sicher sein können, auch beim nächsten Essen nicht so viel zuzunehmen, daß sie einen Bauch bekommen würden. „Bauch haben" ist das Schrecklichste für sie. Sie nehmen ihr Körperbild nicht mehr real wahr, sondern sehen sich immer dicker als sie es in Wirklichkeit sind. Ärzte nennen dies eine „Körperschema"-Störung. Können sie sich aber nicht ständig über ihr Aussehen täuschen, versuchen sie, durch voluminöse Kleidung die Abmagerung zu kaschieren und durch starkes Schminken im Gesicht den kranken, bleichen Ausdruck zu verbessern. Andererseits müssen sie so viele Kleider übereinander tragen, weil sie frieren und ihre Arme und Beine schnell blau werden. Ein weiteres Beispiel für die doppelte Buchführung, der sie unterliegen, ist das Horten von Nahrungsmitteln, besonders solchen, die sie sich verbieten. Sie lassen sie verderben. Ich kenne Alleinstehende, die in ihrem Kühlschrank, außer einer Flasche Milch oder Saft, nichts haben und einem überraschenden Besuch nicht einmal eine trockene Scheibe Brot anbieten könnten und andere, deren Zimmer vollgestellt ist mit Nahrungsmitteln. Sie geraten außer sich, wenn ihre Mutter verdorbene Nahrungsmittel wegwerfen möchte und können nur ruhig einschlafen, wenn sie all diese Nahrungsmittel angefaßt, gezählt und begutachtet haben. Magersucht entwickelt sich über Jahre. Nur ungefähr einem Drittel derer, die zu hungern begonnen haben, gelingt es über Jahre ihre *Askese* aufrechtzuerhalten. Viele können nicht das Hungergefühl ständig unterdrücken. Sie erleben, daß sie plötzlich die Kontrolle über die Nahrungsaufnahme total verloren haben und größte Mengen essen müssen. Das ist furchtbar beschämend und demütigend für sie, so daß sie durch willkürlich provoziertes Erbrechen alles rückgängig machen. Nach dieser Erfahrung wird entweder besonders zwanghaft versucht, die Askese aufrechtzuerhalten, oder Hungern und Freßanfälle wechseln sich ab. Es erfolgt der Umschlag in die *anorektische Form der Eß-Brechsucht.* Häufig bleiben diese Kranken untergewichtig, dadurch unterscheiden sie sich von den meisten Frauen mit Eß-Brechsucht.

„Körperschema"-Störung

Magersucht entwickelt sich über Jahre

Stuhlgangprobleme

Durch die unzureichende Ernährung ist kein regelmäßiger Stuhlgang zu erwarten. Die Betroffenen bewegt aber der Wunsch, Magen und Darm möglichst „sauber zu halten", rasch und viel zu entleeren. Sie geraten in Panik, wenn sie nicht einmal am Tage Stuhlgang haben. Sie können deshalb stundenlang auf der Toilette sitzen oder immer wieder die Toilette aufsuchen. Es scheint, als ob die Sorge hinsichtlich der Folgen ihres extremen Hungerns von ihnen nur hinsichtlich der Darmentleerung ins Bewußtsein gelassen wird. Sie beginnen dann Abführmittel einzunehmen, viel Wasser zu trinken ... „um den Darm zu spülen". Nicht selten machen sie sich täglich mehrfach Einläufe. Wenn Eltern oder Krankenschwestern sie daran hindern möchten, kommt es zu heftigen Auseinandersetzungen.

Die Menstruation setzt wegen des Untergewichts aus. Dies bereitet ihnen nur selten Sorge, eher sind sie zufrieden, weil es „bequemer sei", oder weil „dieser Schmutz nun ein Ende hat". Oft äußern sie aber Angst, später keine Kinder zu bekommen.

Kontaktschwäche – Isolierung

Waren sie in den ersten Monaten ihres Fastens guter Stimmung, sehr aktiv und leistungsfähig, so geht ihre Kraft mit zunehmender körperlicher Schwäche zurück. Ihre Isolierung wird immer größer, weil sie Kontakte mit Gleichaltrigen und der Familie meiden und sich erschöpft, konzentrationsgestört und durch Gespräche überfordert fühlen. Sie werden immer mißmutiger und resignieren. Aktiv wirken sie nur dann noch, wenn andere versuchen, sie zum Essen zu überreden. Neben den Eßritualen nehmen auch

Zwanghafte Handlungen

andere zwanghafte Handlungen ihre Zeit in Anspruch: Alles muß an seinem Platz liegen oder peinlichst gereinigt werden. Nicht selten entsteht eine Beschmutzungsfurcht, die zu stundenlangem Waschen und Säubern führen kann. Die Betroffenen klagen darüber, daß von früh bis spät ihre Gedanken nur noch um das Essen kreisen, sie zwanghaft grübeln müssen, ob sie einen halben Apfel noch essen dürfen oder nicht, ... ob, ... wieviel, ... wann, ... was, ... wo sie essen werden. Sie fühlen sich dadurch gequält und verfolgt, denn eigentlich soll das Essen ja keine Bedeutung mehr für sie haben. Unvorhergesehenes, wie Besuche, Urlaub von Angehörigen, Arztvorstellungen können die mühsam erhaltene innere Balance völlig aus dem Gleichgewicht bringen. Die sonst eher zurückhaltend und verschlossen wirkenden Frauen können dann kindlich hilflos weinen, sich anklammern. Ihr Verhalten wirkt unecht, es kommt zu theatralischen Auftritten und schweren

Angstzuständen. Selbstmordgedanken, die sie bisher beherrschen konnten, führen zu Kurzschlußreaktionen.

Nicht so zwanghaft wie die Pubertätsaskese verläuft im allgemeinen das chronische Abmagern von erwachsenen Frauen. Auch sie haben mit einer Diät begonnen und können nicht mehr aufhören. Meist ging eine körperliche Erkrankung mit einer Verdauungsstörung voraus, oder aus medizinischen Gründen mußte eine Diät eingehalten werden. Im Gespräch wird deutlich, daß die Frau sich zu dieser Zeit belastet fühlte, z. B. durch Probleme mit dem Freund oder in der Arbeit. Das Gefühl, erfolglos zu sein und in den Bemühungen nicht anerkannt zu werden, führte zu dem Fehlschluß, ihre Beziehungsstörung dadurch zu verbessern, daß sie schlanker und attraktiver wird.

Was bedeutet
eß-brechsüchtig zu sein?

Die lateinische Krankheitsbezeichnung lautet: *Bulimia nervosa*, das bedeutet: „Ochsenhunger". Dieser Name soll ausdrücken,

Unkontrollierbares Verlangen nach Essen

daß die Betroffenen ein scheinbar unkontrollierbares Verlangen nach Essen haben und sehr große Nahrungsmengen verschlingen können, die gewöhnlich auch sehr kalorienreich sind. Um trotzdem nicht zuzunehmen, befördern sie die aufgenommene Nahrung auf verschiedenem Wege aus dem Körper wieder heraus, bevor sie verdaut werden kann. Die am häufigsten genutzte Möglichkeit ist das Erbrechen. Sie führen es herbei, indem sie erst einen Finger, später die ganze Hand, in den Hals stecken, um den Würgereflex auszulösen. Wird dies über längere Zeit mehrfach täglich praktiziert bilden sich auf dem Handrücken Hautabschürfungen oder Geschwüre und Narben. Für einige wird das Erbrechen im Laufe der Zeit immer leichter, schon das Aufsuchen der Toilette reicht aus, um den Würgereflex hervorzurufen. Das ist aber nicht die Regel. Viele Frauen berichten, daß es immer schwieriger wird zu erbrechen. Sie müssen große Mengen trinken oder am Ende der Mahlzeit solche Nahrungsmittel aufnehmen „mit denen es besser rutscht", z. B. Mayonnaise oder andere fettreiche Nahrungsmittel.

Auch *Wiederkäuen* kann eine Folgeerscheinung des häufigen Erbrechens sein und auch bestehen bleiben, wenn es gelingt, das Erbrechen unter Kontrolle zu bringen. Manche müssen nach Jahren der Bulimie einen Kochlöffel nehmen und ihn weit in den Schlund stecken, um überhaupt noch erbrechen zu können und leben dann in der Angst, an diesem Gegenstand eventuell zu ersticken und so gefunden zu werden. Andere vertrauen darauf, ihr Gewicht durch die Einnahme von Abführmitteln zu regulieren, wobei sie manchmal 40 bis 60 solcher freiverkäuflichen Tabletten einnehmen müssen. Schwieriger ist schon der Zugang zu Entwässerungstabletten, die verschrieben werden müssen. Die

Chronisches Erbrechen, Mißbrauch von Abführmitteln

Betroffene muß dann jemanden einweihen, meist die Mutter, oder einen Vorwand finden, damit der Arzt ihr diese Medikamente verschreibt. Da ein chronischer Mißbrauch von Erbrechen und Abführmitteln schwere Störungen im Eiweißhaushalt und im

Mineralhaushalt des Körpers hervorruft und Wassereinlagerungen in den Beinen auftreten können, gelingt es manchmal, Ärzte zu dieser Maßnahme zu bewegen, wenn die Hintergründe nicht erkannt werden. Da diese Störung erst in den letzten 15 Jahren häufiger auftritt, kennen viele Ärzte die Einzelheiten nicht. Weil sich die Betroffenen schämen, oft wissen nicht einmal die Angehörigen von ihrer Problematik, offenbaren sie sich auch nicht einem Arzt bei der ersten Vorstellung in der Sprechstunde. Es gelingt ihnen oft lange Zeit, alles zu vertuschen, so daß sie erst Hilfe aufsuchen, wenn die Sucht ihr Leben beherrscht. Wird der Alkoholiker durch Verhalten und Alkoholgeruch irgendwann von den Kollegen und den Angehörigen mißtrauisch betrachtet, so fallen die Frauen mit einer Eß-Brech-Sucht jahrelang überhaupt nicht auf. Sie machen Furchtbares hinter den verschlossenen Türen ihrer Wohnung und ihres Badezimmers durch. Im Gegensatz zu magersüchtigen Frauen sind sie an ihrem Aussehen nicht zu erkennen. Unter ihnen sind Frauen aller Kleidergrößen, die meisten sind jedoch schlank und bemühen sich um eine Wunschfigur, entsprechend dem modischen Ideal.

Sie wissen, daß sie, wenn sie mit dem Essen erst einmal begonnen haben, nicht aufhören können – ihre Nahrungsaufnahme verläuft nach einem „Alles-oder-Nichts"-Muster ab. Deshalb fürchten sie kalorienreiche Nahrungsmittel, aber gerade Süßigkeiten verfolgen sie in Gedanken und Phantasien. Gegessen werden sie zum Auslöser für einen Eß-Anfall. Da sie beständig in der Angst leben, zu viel gegessen zu haben, beginnen sie jeden Tag mit strenger Diät. Auch sie haben verbotene Nahrungsmittel. Sie gönnen sich nichts ... und dann kommt wieder ein Freßanfall, der sie zwingt, so viel zu essen, daß sie das Gefühl haben, ihr Magen müßte platzen. Der Körper schmerzt, so daß sie sich kaum noch bewegen können. Wenn sie Diät halten, freuen sie sich darauf, wieder einmal mit Vergnügen essen zu können, möchten es sich aber nicht eingestehen, daß dies nur in der Form eines Freßanfalls sein wird. Unbeherrschbare Heißhungeranfälle treten anfänglich nur einmal in der Woche, später dann täglich mehrfach auf. Die Betroffenen haben Wege gefunden zu essen, ohne daß sie dabei von anderen gesehen werden. Manche decken den Tisch schön und versuchen, durch eine ruhige und ästhetische Atmosphäre das widerliche Schlingen zu verhindern, andere haben diesen Kampf bereits aufgegeben und essen stehend am Kühlschrank oder heim-

Unbeherrschbare Heißhungeranfälle

lich in einer Ecke der Wohnung. Eine dumpfe Ahnung zeigt an, daß „ES" sie heute wieder überwältigen wird. Mit dem „ES" im Bunde hat sie dafür gesorgt, daß immer Nahrungsmittel in der Wohnung sind. Störungen beim Essen machen sie unruhig und zornig. Nur kurzfristig kann sie die Gier bezwingen, wenn überraschend Besuch kommt. Sie muß immer mehr essen, wahllos durcheinander, immer schneller ... schließlich wird die Nahrung nur noch verschlungen ohne zu kauen.

Unter Tränen haben Frauen berichtet, daß sie, wenn alles aufgegessen ist, zum Abfalleimer gehen und manchmal sogar hinunter auf den Hof, um Nahrungsmittel aus der Mülltonne zu holen.

Als ob eine fremde Kraft sie zwinge

Als ob eine fremde Kraft sie zwingen würde. Selbsthaß verbindet sich mit dem Gedanken, sich das unwürdige, schmutzige, tierische Leben zu nehmen. Schaffte das Erbrechen anfangs Entspannung, dauert es später Stunden. Es ist anstrengend und qualvoll mit zitternden Knien, fast ohnmächtig an der Toilette zu stehen. Um besser erbrechen zu können, wird Wasser getrunken. Manche fühlen sich erst wieder „rein", wenn sie klares Wasser erbrechen. Der Schlaf nach einem solchen Anfall ist nicht erquickend, oft zu kurz. Erschöpft und voller Selbsthaß erwachen sie mit dem festen Vorsatz, eine solche Attacke nicht wieder zuzulassen. Tage, manchmal Wochen, gelingt dies, und sie wiegen sich in der Hoffnung, „ES" überwunden zu haben, doch nicht eßsüchtig zu sein. Trotzdem treffen sie Verabredungen unter dem Blickwinkel des Essens. Irgendwann nutzen sie eine Situation, in der das Erbrechen unauffällig möglich wird. Zum Beispiel auf einer Party, bei der auch andere viel essen, kalkulieren sie den Rückfall ein.

Ihre Angst davor, daß sie bei Hunger nichts zu Hause haben könnten und dann umherlaufen müßten, wie ein Alkoholiker nach einer Flasche Schnaps, läßt sie einen Vorrat anlegen. Da dies in der Wohnung nicht auffallen darf, müssen die Nahrungsmittel versteckt werden. Haben sie einige Tage lang nicht nachgegeben, stellen sich Schwitzen, Angstzustände, Schwindel, Hautausschlag, Herzrasen, Schlafstörungen ein. Diese *Entziehungserscheinungen* ähneln denen der Alkoholabhängigkeit und zeigen an, daß eine biologische Abhängigkeit von der Droge „Essen" vorliegt. Sie sind besonders dann sehr ausgeprägt, wenn Medikamente und Alkohol als „Tröster" und zur Angstlinderung eingenommen werden.

Entziehungserscheinungen

Das Alles-oder-Nichts-Prinzip zeigt sich auch im Denken und Fühlen:

„Wenn ich diese Prüfung nicht schaffe, bin ich ein totaler Versager." Oder:

„Mir kann niemand helfen. Ich bin total wehrlos."

Häufig sagen sie: „Nie", „Immer", „Total"...

Weil sie sich wegen ihres Eßverhaltens schuldig fühlen, haben sie das Gefühl, daß in einem Restaurant alle Leute nur zu ihnen schauen:

„Sie denken, daß ich ein ekelhafter, fetter, unbeherrschter Mensch bin, weil ich heute wieder zugenommen habe, weil ich so viel gegessen habe..."

Freunde, Kollegen, Eltern und Partner ärgern sich über ihre Unausgeglichenheit und Reizbarkeit, ohne die Hintergründe zu kennen. Bei täglichem Erbrechen bekommen sie ein aufgedunsenes Gesicht, wunde Mundwinkel und rote Augen. Sie klagen über Schwindel, Übelkeit, Kopfschmerzen und körperliche Schwäche. Besonders schwere Folgen hat das häufige Erbrechen für die Mundschleimhaut und Zähne, weil der Zahnschmelz zerstört wird, so daß Karies und Zahnverlust drohen. Auch die Menstruation kann unregelmäßig werden (s. auch S.   ).

Unausgeglichenheit und Reizbarkeit

Die meisten betroffenen Frauen und Männer begannen zwischen dem 16. und 30. Lebensjahr mit dem Erbrechen. Eine einfache Lösung schien gefunden − bis sich Magenschmerzen, Schwächegefühl am Morgen und Kreislaufbeschwerden einstellten.

Leider ist diese Erkrankung noch nicht ärztliches Allgemeinwissen geworden, so daß ihre vorsichtigen Andeutungen überhört werden, falls sie überhaupt bei der Beschwerdeschilderung das Erbrechen erwähnten. Meist streiten sie aus Scham und Schuldgefühlen ab, überhaupt zu erbrechen.

Manchmal wird die Familie erstmals mit der Störung konfrontiert, wenn die Betroffenen bei einem Diebstahl in der Kaufhalle erwischt worden sind. Sie haben unsinnige Mengen ein- und desselben Nahrungsmittels gestohlen! Die Betroffenen schildern nicht selten die Situation so, daß Außenstehende das Gefühl bekommen, daß sie erwischt werden wollten. Sollte dadurch endlich das furchtbare Geheimnis gelüftet werden?

Was bedeutet
eßsüchtig zu sein?

Bei Unbehagen, Angst und Spannungen, wenn Langeweile auf-
kommt oder Wut..., also, wenn der Betroffene aus dem seelischen Gleichgewicht geraten ist, hilft ihm essen. Im Unterschied
zum Übergewicht, von Ärzten als *Adipositas* bezeichnet, das aufgrund regelmäßiger Überernährung sich herausgebildet hat,
haben *Nahrungsmittel* für den Eßsüchtigen einen *hohen emotionalen Stellenwert.* Sie werden wie ein Beruhigungsmedikament von

**Nahrung als
Droge**

ihm eingenommen. Nahrung ist somit zur Droge geworden, dies
ist der entscheidende Unterschied gegenüber Menschen, die zwar
übergewichtig sind, aber nicht eßsüchtig. Im allgemeinen essen
Übergewichtige gern, machen sich aber nicht so viele Gedanken
um das Essen, Eßsüchtige hingegen haben ein ambivalentes Verhältnis zu Nahrungsmitteln, eigentlich fürchten sie Nahrungsmittel. Sie haben sie eingeteilt in erlaubte und unerlaubte Nahrungsmittel, somit wird jegliches Essen zum Problem, stundenlang kreisen ihre Gedanken darum, wie sie sich kalorienarm ernähren können, obwohl sie Sehnsucht gerade nach kalorienreicher Nahrung
haben. Entweder haben sie „verbotene Lebensmittel" aus der
Wohnung verbannt oder irgendwo versteckt. Der Gedanke,
nichts in der Wohnung zu haben, wenn der Zwang zum Essen
kommen wird, ist jedoch so qualvoll und macht sie so unruhig, daß
sie meist als Sicherheit Nahrungsmittel irgendwo verborgen
haben. Diese Nahrungsmittel erleben sie als so verführerisch und
bedrohend, daß sie sie entweder wegwerfen wollen oder aufessen.
Eßsüchtige müssen nicht übergewichtig sein, sie sind an ihrer Körperlichkeit nicht zu erkennen, am ehesten kennzeichnet sie, daß
ihr Gewicht stark schwankt. Durch strenge Diät können sie rasch
sehr stark abnehmen und danach bald wieder das ursprüngliche
Gewicht erreicht haben. In Gesellschaft anderer essen sie meist
wenig und sehr beherrscht. Sind sie allein, können sie jedoch
kaum einen Bissen übrig lassen, und es fällt ihnen schwer, aufzu-
hören. Oft essen sie zwischen den Mahlzeiten eine Kleinigkeit, so
daß Hunger- und Sättigungsgefühl verlorengegangen sind und sie
nur noch einen dumpfen Eßdrang spüren. Wenn sie essen, signalisieren ihnen oft erst Leibschmerzen, daß sie „voll" sind. Nach

gelungener Gewichtsreduzierung können sie keine ausgewogene Ernährung aufbauen. Auch sie können nur nach dem „Alles-oder-Nichts-Prinzip" essen, entweder fanatisch eine Diät verfolgen oder sich überessen. Ihnen kommt es auf den Geschmack der Nahrung sehr an, denn sie essen gern und fast alles schmeckt ihnen. Als Kinder waren sie gute Esser. Sie sind aber der Meinung, daß dies nicht in Ordnung sei, weil sie dadurch zu dick werden. Auch glauben sie, daß ihr Wunsch nach ausgiebigem Nahrungsgenuß ungehörig ist. Dabei meinen sie nicht nur die Folge des Übergewichts, sondern das Schwelgen im Genuß. Trotz dieser Bedenken und gequält von Scham müssen sie nachts aufstehen, um zu essen. Haben sie tagelang gehungert, kann es passieren, daß auch sie − wie im Rausch − große Essenmengen in sich hineinstopfen müssen. Für dieses chaotische Verhalten schämen und verachten sie sich. Depressiv resigniert, ziehen sie sich von Kontakten und besonders vom gemeinsamen Essen mit Freunden zurück. Den Verdacht, vom Essen wie von Alkohol oder Drogen abhängig zu sein, würden sie lebhaft mit der Begründung widersprechen: Essen sei etwas Normales und keine Droge. Im tiefsten Innern wissen sie aber, daß etwas mit ihrem Essen nicht in Ordnung ist. Sie sprechen auffällig häufig über Diäterfahrungen und haben ein breites Wissen über Diäten und Kaloriengehalt der Speisen. Sie preisen gesunde Ernährung. Ihren Körper erleben sie als unförmig und häßlich, meiden den Spiegel und sind häufig erstaunt, wenn sie auf Fotografien gar nicht so dick aussehen, wie sie befürchten. In ihrem Kleiderschrank finden sich fast immer Kleidungsstücke aus der schlankeren Zeit, sie wechseln zwischen der Größe 38 bis 44. Da sie ihren Wert daran messen, ob sie wieder eine kleinere Größe anziehen können, ist jeder Tag eine Prüfung, wird als Erfolgs- oder Nichterfolgstag abgebucht, wobei die Waage der strenge Richter ist. Ihr angestrebtes Gewicht entspricht nicht ihrer biologischen Konstitution, es liegt meist eine Kleidernummer darunter. Sie streben dem Typ der Models in den Zeitschriften nach. Ihr Verstand sagt ihnen, daß es unsinnig sei, diesem Ideal durch ständiges Hungern nachzujagen, aber es fällt ihnen unendlich schwer, ihre biologische Konstitution zu akzeptieren und damit zufrieden zu sein. Sie gehen von der Hoffnung aus, daß sich ihr Leben völlig verändern und vereinfachen würde, wenn sie so schlank wären wie die Models. Befragt über ihre Lebensgestaltung in schlanken Zeiten wirkt ihre Schilderung

„Alles-oder-Nichts-Prinzip"

Jeder Tag eine Prüfung

jedoch auch meist so wenig detailliert, daß der Eindruck entsteht, als wären sie auch in diesen Zeiten selbstunsicher und nicht glücklich. „Dicksein" charakterisieren sie als ihre hervorstechendste negative Eigenschaft. Sie sei so negativ, daß sie alle positiven Eigenschaften überdecke. Familiäre und berufliche Erfolge können sie kaum anerkennen, sie fühlen sich als Versager. So erschweren sie sich ihre Beziehungen zu anderen und fühlen sich letztendlich isoliert, können dafür allerdings nur ihr Dicksein verantwortlich machen. Trotzdem wagen sie nicht darüber mit anderen zu sprechen, weil sie befürchten, andere würden ihre „Willenlosigkeit" erkennen.

Gemeinsames der Eßstörungen: Die Schwierigkeit, das richtige Maß zu finden

Eßstörungen konfrontieren uns mit grundsätzlichen Fragen: Wieviel kann, wieviel darf ich mir gestatten?

Wieweit soll ich mich beherrschen, wieweit kann ich lockerlassen?

Wohin zielen eigentlich meine heimlichen Wünsche und Bedürfnisse?

Wer bestimmt eigentlich mein Maß?

Bin ich es oder sind es meine Eltern oder Ärzte und Ernährungswissenschaftler oder gar gesellschaftliche Normen, die mein Handeln und meine Wünsche bestimmen?

Wer bestimmt mein Maß?

Unser Bemühen richtet sich einerseits auf die Befriedigung körperlicher Bedürfnisse, wie Hunger, Durst, sexueller Spannungen, andererseits aber auch auf die Befriedigung emotionaler Bedürfnisse, wie den Bedürfnissen nach Zärtlichkeit, Sicherheit und sozialer Anerkennung.

Körperliches Wohlbefinden und emotionelle Ausgeglichenheit sind Gradmesser für unser Befinden und zeigen an, wieweit es uns gelingt, die täglichen Anforderungen zu bewältigen. Viele Menschen können aber ihre Körpersignale nicht genau wahrnehmen, weil sie dies nur ungenügend erlernt haben. Die Einstellung zu unserer Körperlichkeit wird beeinflußt durch die Wahrnehmung von Körpersignalen, wie dem Hunger, Lustgefühlen, Schmerzen, Spannungszuständen. Der Säugling kann anfangs nicht differenzieren zwischen körperlichen Signalen oder Reizen aus der Umwelt, wenn er Unbehagen spürt. Er erlernt dies in enger Wechselbeziehung zu den Eltern. Werden nun seine unterschiedlichen Empfindungen in stereotyper Weise immer nur durch Nahrungsgabe beantwortet oder gar übersehen, in dem die Pflegepersonen nicht auf seine Unbehagensäußerungen reagieren, so wird er in der Unterscheidung von Körpersignalen und emotionaler Befindlichkeit, wie Angst, unsicher. Als Erwachsener kann es ihm dann schwerfallen, seinen Körper zu lieben und zu pflegen und alle seine Signale zu verstehen. Oft werden nur noch grobe Signale, wie Schmerzen, wahrgenommen. Nicht seine körperlichen

Körperliche Signale

Signale bestimmen, was der Körper braucht, sondern fremde Normen, seien sie nun Schönheitsmagazinen oder den Empfehlungen von Ernährungswissenschaftlern oder Ärzten entnommen. Da Diäten und alternative Ernährungsweisen modisch geworden sind, seit der Hunger der Nachkriegszeit überwunden wurde und der Konsum das Denken mehr und mehr bestimmt, finden um die Gunst der Käufer wahre Medienschlachten statt. Familien pflegen einen Eßstil, in manchen sind alle übergewichtig, in anderen betont schlank. Plötzlich grenzt sich ganz bewußt ein Mitglied gegen den Familienstil ab, in dem es seine Schlankheit betont oder sich dicke Polster (gegen wen?) zulegt. Auf dem Feld des Ernährungsverhaltens führt es einen Kampf um Autonomie und Selbstbestimmung weiter, den es seit der Kindheit zu führen versucht. Es fällt auf, daß an Magersucht und Eß-Brechsucht häufiger Frauen erkranken. Können wir nun daraus ableiten, daß es vielleicht jungen Frauen in ihren Familien schwerer gemacht wird, ihr eigenes Maß zu finden, und daß sie deshalb unbewußt ihre Aufmerksamkeit vordergründig auf ihre Körperlichkeit richten? Wir stellen unseren Körper ja ständig zur Schau, schmücken oder vertuschen manches an ihm und signalisieren dadurch etwas über unsere Befindlichkeit, unsere geheimen Wünsche und Bedürfnisse.

Während Magersüchtige ihre körperlichen wie psychischen Bedürfnisse einer sehr strengen Selbstkontrolle unterwerfen, lassen Eßsüchtige die Zügel los. Bulimiekerinnen möchten eigentlich sich auch strenge Zügel anlegen, sie ähneln Magersüchtigen im Wunsch nach knabenhafter Schlankheit, aber die Zügel entgleiten ihnen immer wieder.

Entgleiten der Zügel

Es geht aber bei den Betroffenen nicht nur um das richtige Maß beim Essen, dies ist nur der äußerlich sichtbare und dem Bewußtsein leichter zugängliche Aspekt. Es geht um sehr viel mehr − um generelle Selbstbestimmung und das Maß zu finden, mit dem persönliche Ansprüche durchgesetzt werden können. Eßstörungen beginnen in einem Entwicklungsabschnitt der Persönlichkeit, in welchem durch Ablösung von den Eltern nach einem eigenen Weg gesucht werden muß. Es ist die Zeit der Adoleszenz (später Abschnitt des Jugendalters). Sind die Normen sehr widersprüchlich, die in der Familie und in der Gruppe der Gleichaltrigen vertreten werden, entsteht Unsicherheit. Eine Möglichkeit, wieder etwas Sicherheit zu gewinnen, kann darin bestehen, sich Ziele zu setzen. Ein solches Ziel kann auch sein, Selbstbeherrschung gegenüber dem Essen zu üben und eine ideale Figur anzustreben. Unbewußt bleibt so, daß der Kampf um eine Figur auch ein Kampf gegen erotische Bedürfnisse des runden, weiblichen Körpers sein kann.

Wie häufig sind diese Eßstörungen eigentlich?

Magersucht und Bulimie finden wir kaum in Ländern, in denen Hunger eine soziale Geisel ist, von einigen Reichen der Oberschicht abgesehen. Häufig kommen sie in Ländern vor, in denen ein Überfluß an Nahrung vorhanden ist. Mit der „Wohlstandsgesellschaft" haben sie in den industrialisierten westeuropäischen Ländern sichtlich zugenommen.

Häufigkeit von Magersucht und Bulimie

Wissenschaftlich exakte Aussagen über die Häufigkeit solcher Erkrankungen hätten zur Voraussetzung, daß in einer umschriebenen örtlichen Region alle Männer und Frauen einer bestimmten Altersgruppe hinsichtlich ihres Ernährungsverhaltens, ihrer Einstellung zum Essen und zur Diät sowie ihrer Körperlichkeit untersucht werden. Es gibt nur wenige derartige Studien. Sie wurden in England, Deutschland, der Schweiz, Österreich und Griechenland ausgeführt und lassen den Schluß zu, daß zwischen 0,5 und 1 % der Mädchen und Frauen zwischen dem 12. und 25. Lebensjahr mindestens einmal so konsequent gefastet haben, daß sich Störungen in der Monatsblutung einstellten. In eine schwere Magersucht mit jahrelangem Verlauf kommen 0,1 %. Sportlerinnen, Ballettänzerinnen, Mannequins, Schauspielerinnen – also Berufsgruppen, für die das körperliche Aussehen besonders wichtig ist, haben eine höhere Erkrankungshäufigkeit. Dies zeigten Untersuchungen an Ballettschulen und an Universitäten (bis 8 % magersüchtiges und bis zu 15 % bulimisches Verhalten). Für Deutschland rechnet man gegenwärtig mit über 500 000 bulimischen Frauen. Es wird geschätzt, daß im Jahre 2000 4−5 % aller Frauen im entsprechenden Alter Erfahrungen mit Eßanfällen und Erbrechen nach Diätkuren haben werden, wenn der Körper- und Schönheitskult sich fortsetzt.

Die Grenze zwischen Eßsucht und Übergewicht, aufgrund ständiger überkalorischer Ernährung, ist fließend, so daß die Zahl der eßsüchtig Erkrankten nicht angegeben werden kann.

Normalgewicht

Aus medizinischer Sicht wird von Fettsucht oder Adipositas gesprochen, wenn die Betroffenen mehr als 20 % über den für ihr Alter und ihre Körpergröße normalem Gewicht liegen. Normales Körpergewicht kann nach BROCA aus der Körpergröße in cm

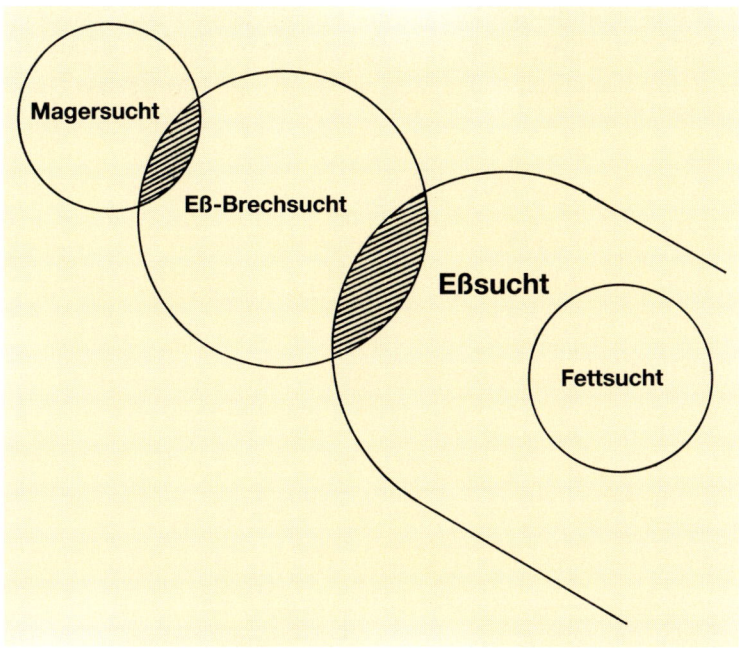

Abb. 2   Formen der Eßstörungen

minus 100 bestimmt werden, wobei Unterschiede für Männer und Frauen bestehen und auch die Konstitution beachtet werden sollte. Häufig verwendet werden Begriffe wie *Idealgewicht,* welches als Ergebnis von Statistiken großer Versicherungsgesellschaften errechnet worden ist. Das Idealgewicht liegt durchschnittlich 10−15 % unter dem Normalgewicht nach Broca. Werte des Körpermasse-Index von über 25 gelten als Kriterium für Adipositas. In den europäischen Industrieländern haben gegenwärtig ungefähr 40 % der Männer und 32 % der Frauen Übergewicht. Extrem übergewichtig sind nur 0,1 % der Männer und 0,3 % der Frauen. Übergewicht nimmt bei beiden Geschlechtern mit dem Lebensalter zu, stärker aber bei Frauen. In Deutschland liegen 12 % aller Kinder und Jugendlichen im Alter von 3−17 Jahren um 15−25 % über ihrem Broca-Normalgewicht, dies fördert sicher auch ihre Tendenz zum Diäthalten. Die Mehrzahl der Eßsüchtigen, aber auch einige der später Magersüchtigen, waren in ihrer Kindheit übergewichtig.

Die Verbreitung des Übergewichts in westlichen Industriegesellschaften wird in einem hohen Maße von der sozialen Lebensweise beeinflußt. Bei Frauen mit niedrigem sozioökonomischen Status findet sich Adipositas häufiger als bei Frauen aus höheren sozialen Schichten, bei diesen wiederum sind Magersucht und Bulimie häufiger.

Wie wirken sich die Eßstörungen auf die Familie oder Partnerbeziehung aus?

Der Entschluß, Diät zu halten, wird anfänglich von der Familie wegen der gezeigten Konsequenz eher bewundert; nicht selten beteiligen sich Mutter oder Schwester. Erst wenn die Gewichtsabnahme bedrohlich wird, fragen sich die Eltern, ob „das Kind" nicht mehr aufhören kann oder nicht aufhören will. Sie machen sich Vorwürfe, erst zu spät aufmerksam geworden zu sein, daß sich hinter der konsequenten Diät eine Botschaft an sie verbergen kann. Eine junge Frau erzählt:

Entschluß zur Diät

> „Anfangs war ihnen das ganz egal, sie hatten ja immer keine Zeit für mich ... Erst als sie sich geärgert haben, weil andere Leute sie gefragt haben, was mit mir los sei, haben sie es überhaupt gemerkt und geschimpft, gebettelt ... Sie verstehen mich nicht. Ich muß gesund leben, sie leben falsch, essen viel zu viel, zu fett. Ich will nicht so aufgedunsen aussehen wie sie."

Für Außenstehende wird deutlich, daß durch die Sorge um den bedrohlichen körperlichen Zustand die Familie zusammenrückt, die Eltern versuchen, ihre Tochter (Sohn) besser zu verstehen. Gelingen Gespräche, fühlt sich die Tochter verstanden und akzeptiert in ihrem Bemühen um Selbständigkeit und Selbstbestimmung, so braucht sie nicht überdeutlich Willenstärke durch Diätkonsequenz zu demonstrieren. Oft ist den Jugendlichen aber selbst nicht klar, daß ihre unbedingte Konsequenz im Hungern, Abgrenzung gegen die ungeschriebenen Regeln des Familienlebens bedeutet, so daß die Gesprächsangebote der Eltern oder Geschwister nicht verstanden, sondern als ungebetene Einmischung erlebt werden.

Essen oder Nichtessen am gemeinsamen Tisch wird zunehmend zum Prüffeld, ob die elterlichen Vorstellungen hinsichtlich des Familienlebens von allen Familienmitgliedern akzeptiert werden. In diesem *Machtkampf* geht dann verloren, ob die Betroffene Opfer, Initiator oder Sündenbock der Familie ist. Die Eltern erleben eine starke Kränkung durch das Zurückweisen des gemeinsamen Essens. Alle, die mit freiwillig Hungernden zu tun haben, verstehen die unausgesprochene Botschaft: „Das, was ihr für mich bereithaltet, schadet mir. Ich will es nicht." Und es ist so schwer, darüber zu sprechen, da die Kränkung zornig macht. Vielleicht

Zurückweisen des gemeinsamen Essens

spüren die Eltern erstmals ihre Ohnmacht gegenüber dem Willen der Heranwachsenden, die bisher der Stolz der Familie war, weil sie so leistungsfähig und angepaßt, verständig und fürsorglich war.

Besonders kompliziert ist es, wenn dieser Machtkampf innerhalb von drei Generationen ausgetragen wird, wenn die Großeltern den Eltern „Schuld" und Versagen gegenüber dem Trotz der Tochter vorwerfen.

Jede Art von Belastung läßt innerhalb von Familien die sonst „unter den Teppich gekehrten" Streitpunkte aufflammen, so auch die Sorge um das Familienmitglied, welches sich den Erwartungen entgegenstellt. Eine Funktion der Erkrankung, den Beteiligten allerdings nicht bewußt, besteht darin, daß die gemeinsame Sorge um das an Magersucht erkrankte Kind es ermöglicht, Probleme zwischen Familienmitgliedern, z. B. Partnerprobleme der Eltern, Rivalität zwischen Geschwistern, Schwierigkeiten mit Schwiegereltern oder den eigenen Eltern, in den Hintergrund zu drängen.

Vom Arzt wird erwartet, daß er den Kranken heilt, ohne die mühsam geschützte familiäre Harmonie in Frage zu stellen. Eltern wie Kranke wollen zuerst nur über den körperlichen Zustand und das Eßproblem sprechen, weil das Ansprechen der Beziehungsstörung und der wechselseitigen Kränkungen ihre Ohnmacht offenbaren und ihre Sorgen verstärken würde.

Noch schwieriger gestaltet sich die Beziehung zwischen den Familienmitgliedern, wenn eines von ihnen „frißt" und erbricht. Bemühen um eine Diät, da kann sich jeder einfühlen, weil dies jeder schon versucht hat − „Fressen und Kotzen" jedoch, das ist wie ein Schlag ins Gesicht, das ist eine Beleidigung der Angehörigen, deren Nahrung (und auch Geld) es ja u. a. ist, welches in der Toilette landet. Unter „Kühlschrankepisoden" ist zu verstehen, wenn die hungrig nach Hause kommende Familie nur noch einen leeren Kühlschrank vorfindet. Passiert dies öfter, bleiben tätliche Auseinandersetzungen, für die die Eltern sich dann später schämen, nicht aus. Es scheint so, als ob gerade Frauen dieses Verhalten nicht verziehen werden kann, weil sie nach traditionellem Rollenverständnis die Familie nähren und umsorgen. Sie sollen sich verantwortlich fühlen, daß es den anderen schmeckt. Eltern oder Partner erleben die Bulimie als radikalen Angriff auf ihre Vorstellung von Frauenrolle und Familie. Lange haben diese

„Fressen und Kotzen"

Frauen und Mädchen gelogen, obwohl die Eltern schon längere Zeit einen Verdacht hegten! Nun ist sie überführt! Hilflosigkeit, Wut und Fragen: Warum das? Warum ausgerechnet unsere Tochter?

Wäre es möglich, über die Hintergründe, den Beginn, die Sehnsucht hinter der Sucht zu sprechen, könnte sich eine Lösung anbahnen. Erregen der ausgemergelte Körper und der traurige Blick der Magersüchtigen immer wieder Verständnis und Mitleid, werden Selbsthaß und die Depressionen der Bulimikerinnen übersehen.

Eine Möglichkeit, Kränkungen durch die Bulimikerinnen zu umgehen, besteht darin, die Symptome zu übersehen. Wenn z. B. über Jahre der Partner nie ein Wort darüber verliert, daß plötzlich große Nahrungsmittelmengen verschwinden, daß die Frau lange in der Toilette eingeschlossen ist, sagt er ihr, daß ihn ihr Befinden nicht interessiert. Das bedeutet aber, alles was wir tun, aber auch, was wir unterlassen, ist eine Kommunikation mit unserer Umwelt, mit unserem Gegenüber. Der Partner wagt nicht, die Beziehung auf eine Belastungsprobe zu stellen, weil er ahnt, wieviel dabei zur Sprache kommen könnte, was wiederum Anlaß zum „Kotzen" bietet. Wieviele Vorwürfe, Tränen, Verzweiflung würde eine solche Nachfrage auslösen? Bei solcher Sprachlosigkeit bleiben eventuell als Tröster wieder das Essen, zur Beruhigung Medikamente, nicht selten auch ein Glas Wein.

Vielschichtig sind die Ursachen, immer ist es eine persönliche Geschichte

Betroffene berichten

Über die Medien erfahren wir, daß von Jahr zu Jahr mehr Drogensüchtige sterben! Wir kennen Menschen, welche alkoholabhängig sind. Bei diesen Betroffenen haben wir akzeptiert, daß ihre Sucht Krankheitswert hat, und daß es für sie unendlich schwer ist, sich aus der Abhängigkeit von Drogen zu lösen. Betroffene mit Eßstörungen werden nicht ernst genommen. Sie hören — auch von Ärzten — daß sie mit etwas mehr Willen die Störung schon alleine überwinden könnten. Weil ihre Störung als *Sucht nicht erkannt* wird, fallen die Alleingelassenen resigniert nur noch tiefer in ihre Sucht, wie die hier angeführten Selbstdarstellungen zeigen sollen. Ihre Schilderungen lassen deutlich werden, wie schwer sie unter dieser Sucht leiden, welche Sehnsüchte sie bewegen, welche Ängste sie darin festhalten.

Alleingelassene fallen noch tiefer in die Sucht

Ausgewählt sind Tagebuchaufzeichnungen und Ausschnitte aus Gesprächen oder schriftlichen Lebensläufen von Betroffenen, die unterschiedlich lange krank waren. Einsichten, wie sie hier formuliert sind, haben selten so zu Beginn der Erkrankung bestanden. Erst Gespräche mit Betroffenen, Therapeuten und Angehörigen haben sie erkennen lassen, welchen Einfluß ihre Krankheitssymptomatik auf die Beziehungen zu wichtigen Bezugspersonen hatten bzw. haben, ihre „Krankheit" eine Funktion für ihre Lebensgestaltung besitzt.

Birgit, 16 Jahre, Schülerin

aus einer Kleinstadt im Erzgebirge, wird von ihren Eltern vorgestellt, weil sie im letzten Jahr 35 kg abgenommen hatte:

„Letztes Jahr nach unserer Schuluntersuchung habe ich 70 Kilo gewogen. Das war für mich schockierend, was ich gewogen habe, gegenüber den anderen. Ein Diätbuch hatte ich nicht, ich habe mit meiner Mutter darüber gesprochen, weil, die hat auch schon ein paar Mal das gemacht, die Diät. Bei 48 Kilo wollte ich eigentlich aufhören. Mutti hat es gemerkt, ich habe zwar versucht zu essen, es ging aber nicht, da waren wir dann ein paar Mal beim Arzt …

Ich hab' gedacht, wenn der Körper so das Nötigste kriegt, was er braucht, dann geht es eben. Brot habe ich dann nicht mehr gegessen, morgens immer ein Knäckebrot mit Margarine und eine Tasse Kaffee und dann zum Mittag meistens auch nur ein Knäckebrot …

Die Mädchen in der Klasse nehmen mich jetzt, so wie ich bin. Ich hatte mich immer so ein bißchen ausgegrenzt, bei Disko und so. Ich dachte, es tanzt sowieso keiner mit mir, weil ich so dick bin. Die Mädchen haben gefragt, wie ich das mache, so abzunehmen, sie fanden das ganz toll.

... Jetzt habe ich Schwierigkeiten, so lange im Unterricht dabeizusein, mir wird oft schwindelig, und ich bin müde. Ich könnte ja jetzt in die Disko gehen, aber es interessiert mich nicht. Ich muß den ganzen Tag darüber nachdenken, was ich esse und wann ich esse ...

Ich war mal mit einem Mädchen zusammen, das war gut, wir haben vieles zusammen gemacht, mit der konnte ich auch über alles reden. Aber die hat jetzt einen Freund, da komme ich mir vor, wie das fünfte Rad am Wagen. Ich bin jetzt immer alleine zu Hause und gehe nicht mehr weg."

Befragt, wann sie sich fest entschloß, unbedingt abzunehmen, erinnert sie sich an eine Szene mit der Großmutter, in deren Haus ihre Familie lebt. Da beide Eltern berufstätig waren, hatte schon immer die Großmutter vieles im Haushalt geregelt, sie bestimmte, was gemacht wurde. So suchte sie ihr unmodische Kleidung heraus, die noch von ihren Tanten im Schrank hing, mit der Begründung, es sei zu teuer, ihr immer wieder neue Kleider zu kaufen, solange sie noch wächst und zunimmt. Proteste und ihre Tränen veranlaßten die Großmutter gegenüber den Eltern zu äußern, daß ihre Brüder und sie viel zu viel verlangen, zu wenig leisten und auf Kosten der Eltern lebten. Die Vorwürfe trafen sie tief, denn sie gab sich in der Schule große Mühe, half im Haushalt ... Wenn nagendes Hungergefühl sie zum Aufgeben zwingen wollte, hätte sie sich immer wieder an diese Szene erinnert, um ihren Widerstand zu stärken. Sie war sich sicher, daß die Großmutter dies auch tat. Sie bemühte sich sehr, daß sie esse, koche Lieblingsspeisen ... Seit Jahren gab es Spannungen zwischen der Großmutter und ihren Eltern. Ihr Vater sei deshalb wenig zu Hause, sage nur zu den Kindern, sie sollten sich anpassen und die Großmutter nicht aufregen.

Birgit hat keinen Freund, sie bedauert dies ein bißchen: „Dazu habe ich noch Zeit, das interessiert mich eigentlich nicht."

Brigitte, 28 Jahre alt, Laborantin
mit 18 an Magersucht erkrankt, von dieser Störung geheilt.

Passagen aus dem Lebensbericht, wie er zu Therapiebeginn geschrieben wurde:

„Ich besuchte weder Krippe noch Kindergarten, hatte aber guten Kontakt zu Schulkameraden, ich sehnte mich nach Geschwistern. Meine Eltern hatten nie etwas dagegen, andere Kinder mit in die Wohnung zu nehmen und waren herzlich zu ihnen, ein kleiner Spielfreund ersetzte mir den Bruder. Ich fühlte mich frei, umsorgt, geliebt und glücklich. Das blieb auch so, als ich zur Schule kam. In der dritten Klasse sorgte sich meine Mutter, die aus sehr musikalischer Familie stammt, darum, daß auch ich das Klavierspielen lerne. Ich hatte keine Freude daran, die meisten Streitereien entstanden während des Übens, bei dem meine Mutter ständig neben mir saß. Ich ging oft mit Wut an das Instrument, wenn ich gezwungen war, mein Spielen draußen zu unterbrechen. Ließ ich meine Wut an den Tasten aus, bekam ich meistens Prügel. Aber ebenso lieb und zärtlich konnte meine Mutter sein. Mit allen Problemen konnte ich zu ihr kommen, sie hat sie ehrlich beantwortet. Nichts wurde vertuscht. Meine Mutter war also diejenige, die im Haus regierte und die dafür sorgte, daß alles seinen geregelten Gang ging. Mein Vater war immer ruhig und außerordentlich tolerant. Ihm gegenüber empfand ich mehr Liebe, er war großzügiger, auch kann ich mich an keine Prügel von ihm erinnern. Ich war eigenwillig und sehr sensibel; ging etwas gegen meinen Willen und kam es aufgrund meiner Bockigkeit zum Streit, entstand in mir sofort Haß.“

In einem späteren Gespräch sagte sie dazu:

„Was natürlich das ist, was mich krank gemacht hat, diese übergroße Zärtlichkeit und dagegen eine recht große Härte; der starke Wechsel in den großen Extremen.

Ich kann mich noch genau erinnern, da war ich in der 5. Klasse, beim Sportunterricht. Ich war in meinen Gymnastikanzug geschlüpft, blau und ziemlich eng schon, ich fragte meine Freundin: ‚Bin ich schon wieder ein bißchen dicker geworden?‘ In der 5. Klasse bekommt man normalerweise ein paar weibliche Formen. Ich habe es am ganzen Körper gemerkt, denn der Po wurde rund, und die Brust ist gewachsen, und die Schenkel wurden etwas kräftiger. Das hat mich gestört. Das war im Ferienlager, im Sommer, da war ich schon 14, und da haben wir uns ausgezogen. Mittagsruhe, und da sagte ein Mädchen, die schon im Bett lag: ‚Hast du aber dicke Beine.‘ Das war wie ein eiskalter, alter, dreckiger Lappen in meinem Gesicht, das war genau das Stichwort. Das war das, was ich mir immer eingeredet hatte, das wurde nun von außen bestätigt, so sag’ ich mal jetzt, endlich bestätigt, ja. Ich hab’ zwar in diesem Ferienlager noch ein paar Gramm zugenommen, aber danach habe ich kontinuierlich versucht, meine Nahrungsaufnahme zu reduzieren. Seit der 3. Klasse war ich zweimal in der Woche im Ballettunterricht und machte auch abends viel Gymnastik. Über meine besondere Gelenkigkeit freute ich mich und war stolz darauf. Ich habe dann so viel Sport getrieben, daß ich in der 8. Klasse 10 Kilo abnahm. So fühlte ich mich wohl und sah mich selbst gern. Abends trainierte ich noch weiter, ich tat alles, um nicht zuzunehmen. In der Schule ließen meine Leistungen nach. Mutter erließ mir das Klavierspielen, stellte mir aber das Ziel, unbedingt meine Noten zu verbessern, was mir zum Teil gelang. Mein Verhältnis zu den Mitschülern war nach wie vor sehr gut, ich kann lustig sein und die Leute unterhalten. Die 10. Klasse beendigte ich mit „Sehr Gut“ und machte dann meine Lehre. Während der Lehre machten wir viele Fahrten und ich lernte dabei Jungs kennen. Bei mir ging es immer sehr schnell mit dem Verlieben. Feuer und Flamme, aber ebenso schnell bei Enttäuschung schlug es ins Gegenteil um! Ich wollte, daß die Jungs mich so viel wie möglich mochten. Mein erster fester Freund ... Meine und seine Eltern förderten unsere Freundschaft durch ihre Herzlichkeit, auch lange Abende, die er und ich gemeinsam verbrachten, akzeptierten sie. Intim wurden wir erst nach einer geraumen Zeit. Ich empfand etwas Scheu, ich war immer zurückhaltend, jedoch keine Abneigung. Wir hielten immer zusammen, wir besprachen Probleme, gingen aus und fuhren zusammen in den Urlaub. Unsere Pläne liefen auf ein ständiges Zusammenleben hinaus, ich nahm die Pille und wir verlobten uns. Dann kam er zur Armee. Ich hatte wieder 8 Kilo zugenommen. Meinen abendlichen Sport nahm ich wieder auf – zwangsmäßig Abend für Abend mußte er hinter mich gebracht werden, eine Stunde lang: 30mal hochspringen, 30mal auf einem Bein drehen; ich konnte es nicht lassen. Mein Freund bekam sehr selten Urlaub und allmählich wurden die Briefe weniger, bei einem Urlaub verkündete er, daß nichts mehr zwischen uns sei. Das nahm mich so stark mit, daß ich nichts mehr aß und jedes Interesse für irgendetwas verlor. Ich fühlte mich krank und schwach, hatte auch so eine verkrampfte Atmung, mehr so ein Stöhnen. Die Gedanken kreisten letztendlich bloß noch ums Essen. Man wacht früh auf: ,Was wirst du jetzt essen, was ißt du lieber nicht, was wirst du dir noch zu essen besorgen, und was hättest du lieber gestern nicht essen sollen? Was hättest du noch besser machen können? „Besser" – ist immer mit weniger essen verbunden! Auch wenn man aufhören will, man kann nicht mehr aufhören, und gerade das Nicht-mehr-können ist das Schlimmste. Man ist da ausgeliefert, seiner eigenen Sucht, man kommt davon nicht los, von allein. Man möchte da nicht raus, endlich hatte man etwas, womit man die Eltern in der Hand hatte, man hatte so eine gewisse Macht. Wenn man sie jetzt hergibt, dann tritt ja wieder alles ein, wie vorher.

Als es immer schlimmer wurde mit dem Zustand, habe ich Angst bekommen. Also, ich meine, man ist ja noch klar beisammen, aber man denkt immer, daß man nur durch weiteres Hungern da raus kommt, man sieht nicht mehr durch, man denkt, daß man dick genug ist, ist gefangen von der Angst, was passieren wird, wenn man zunimmt. Man weiß, es kann einem keiner helfen, alle, die reden, die sind gegen einen, die wollen ja nur, daß man zunimmt, das will man aber nicht.

Bei einem Gespräch 7 Jahre später, normalgewichtig, verheiratet, 1 Kind:

„Aber ich habe jetzt gemerkt, daß ist ein langwieriger Prozeß, bis man soweit ist, daß man zu sich selbst steht, daß man sich akzeptiert, selbst, wie man ist. Im Prinzip, wenn man jemandem stark gegenüber tritt, dann wird man so genommen.

Ich habe jahrelang irgendwelche Gefühle unterdrückt, die man nicht richtig für sich akzeptiert, dann kann sich schon etwas festsetzen. Wenn man im Leben irgendwann mal scheitert, wo dann die Leute keine Rücksicht mehr nehmen, das nicht mehr schätzen, wie lieb und freundlich man ist, dann kann man schon wütend werden. Ich hab' mich ja selbst eine Zeitlang in das Raster gedrängt, schwach, klein und hilflos zu sein, das mache ich jetzt nicht mehr. Es hat lange gedauert mit meinem Freund, meinem jetzigen Mann, das Zusammenleben, aber wir helfen einander. Manchmal habe ich das Gefühl, daß er mir so überlegen ist, dann werde ich auch noch wütend und kann auch bockig werden. Aber ich suche mir eigentlich etwas, was dann mein Eigenes ist, wo ich auch etwas machen kann.

Annemarie, 36 Jahre, Physikerin
verheiratet, 2 Kinder. Sie ist seit 23 Jahren bulimisch.
Aus ihrem Tagebuch von 1988:

06. 01. 88
Was ist Sucht? Zwanghaftes Handeln.
Wie entsteht Sucht? Indem man handelt und nicht merkt, wie es zur Sucht wird.
Der Anfang schien so leicht und klar: Ich wollte alles haben: Den ständigen Eßtrieb befriedigen können, ohne dabei zuzunehmen. Es schien so logisch: Essen, aber nicht verdauen. Der Preis des Erbrechens schien dafür gering. Eine Lösung für all meine Probleme schien gefunden. Aber aus der Ausnahme wurde die Regel, aus der Lust die Sucht.

Als es begann, war ich dreizehn Jahre alt. Und träumte davon, so zu sein, wie alle anderen ...

Heute bin ich 35. Ich mußte lernen, mit der Lüge zu leben. Wie löst man sich aus einer Sucht?

Durch Aussteigen. Man kann nie wieder rauchen.
Es ist schlimm − aber es geht. Man kann nie wieder trinken.
Es ist schlimm − aber es geht. Man kann nicht nie wieder essen ...?

18. 03. 88
Habe immer wieder gehofft, es diesmal zu schaffen, immer wieder an mich geglaubt. Ich habe es nie geschafft. Und immer wieder schien der Ausweg so bequem: „Nun hast du über deine Norm gegessen, also lieber noch ein wenig mehr und dann alles gemeinsam wieder raus."

Aus dem „wenig mehr" wurde jedesmal sehr viel: sechs Brötchen, eine Tafel Schokolade, zwei Teller Nudeln und und und ...

Unglaubliche Mengen bis − bis wirklich nichts mehr ging, das Gefühl der Fülle umschlug in den Zwang der Entleerung.

Was wäre gewesen, wenn diese Krankheit bekannter wäre?

Sicherlich habe ich die Brötchen im Schreibtisch versteckt, bin heimlich in die Kantine gelaufen, habe versucht, darauf zu achten, daß es niemandem auffiel, wenn ich drei Mittagsportionen hintereinander aß. Trotzdem! So, wie jedem, der nur ein wenig darüber weiß, ein Alkoholiker sofort auffällt, hätte auch bei mir fast jedem auffallen müssen, daß ich mal gar nichts, dann plötzlich gleich vier Brötchen oder fünf Stückchen Kuchen − nein, nicht aß, sondern runterschluckte, stieß, preßte. Wieviel Mühe es kostete, wenigstens ein winziges bißchen den äußeren Schein zu wahren, welche Anstrengung!

Immer in Hast, immer in Angst.

Wichtig schon lange nicht mehr das Essen, sondern allenfalls jenes Gefühl der Fülle.

Schlechtes Gewissen: Wegen dem „Nicht-steuern-können", wegen der Vergeudung von Lebensmitteln, wegen der zunehmenden Körperfülle, wegen des Verstecken-müssens, wegen der Vergeudung von Zeit − ja, wie oft kam ich abends nach Hause und habe nur gefressen, gefressen, gefressen − zu einer Zeit, zu der mich meine Kinder dringend brauchten. Schlechtes Gewissen vor allem, weil ich eine schlechte Mutter bin, sich vor den Kindern am wenigsten verbergen ließ, wie wenig ich mich selbst im Griff habe.

11. 10. 88

Ab sofort will ich alles aufschreiben. Das braucht Mut – und Durchhaltevermögen. Ich reiße oft genug vor mir selbst aus, auch weil ich Angst habe, mich zu Banalitäten zu bekennen? Der Tag heute war anstrengend und hektisch.

13.00 Uhr zwei Personalgespräche: Als zweites Gisela, Verdacht auf Alkoholismus. Wir haben keine Beweise. Bummeltage – aber die Abteilung hat ihr im Nachhinein Urlaub gegeben.

Entscheid: Wir sagen es ihr auf den Kopf zu, fordern Entziehungskur, sonst Entlassung, keine Nische lassen. Das Erstaunliche: Gisela stimmt zu. Ich rede am konsequentesten. Die anderen sind immer noch betroffen. Ich spüre Giselas Ausflüchte, ihre Lügen, daß sie ja bereits in Behandlung sei. In die Ecke gedrängt gibt sie zu: Sie trägt nun schon 14 Tage eine Überweisung mit sich rum. Als ich sie mittags traf, hatte sie ein Glas vor sich stehen. Ich bin hart zu ihr, aber selbst ist mir kotzübel – ich hab' recht und weiß, daß ich ihr nur so helfen kann. Es ist so leicht, recht zu haben, wenn einen selbst niemand fragt!

Hab' ich mehr Glück, weil bei mir die sozialen Folgen geringer sind? Meine Arbeit stimmt ja. Die Angst ist wieder da, das tiefe Loch.

16. 10. 88

Meine Chefin ruft an, freundlich, ich muß ganz dringend bis Montag etwas fertig machen.

Nachdem ich aufgelegt habe, fange ich an zu heulen. Weiß einfach nicht mehr, wie ich es schaffen soll. Alles scheint so sinnlos.

Jetzt muß das Wochenende überstanden werden. Die Eltern – sie sollen sich wohlfühlen, soweit es geht. Ein anstrengendes Wochenende. Für mich ist eigentlich nichts geblieben – außer dem Gefühl einer perfekten Hausfrau.

Ich habe das ganze Wochenende gefressen. Habe mir eingeredet, sonst schaffe ich es nicht. Das übliche: Nun ist sowieso alles egal – also genieße wenigstens.

21. 10. 88

Zwei Tage überstanden. Formal oder wirklich? Ich weiß nicht. Ich habe mehr gegessen, als ich wollte und ich habe Mittwochabend drei Zigaretten geraucht. Eine bewußte Entscheidung: Ich mußte etwas tun gegen die Müdigkeit, schaffte es nicht mehr, mich zu konzentrieren. Aber ich habe zwei Tage nicht gebrochen. Ja, da war auch Glück dabei: Wenn mein eigener Wille nicht mehr reichte, waren gerade die Möglichkeiten nicht da. Aber es ist doch ein Anfang, ein kleiner. Ich muß lernen, mich in meinen Ansprüchen zu bescheiden.

02. 11. 88

Ich weiß, daß es der einzige Weg ist: Kontrolliert essen, immer, ohne Ausnahme, ohne Ausreden vor sich selbst.

15. 11. 88

Bei der Fahrt zu meinen Eltern, schon vorher, die Angst: Wirst du es dort schaffen? Mutti rief mich dann gleich in die Küche. Salat machen, Torten vorbereiten... Wieder Gespräche, daß ich viel zu wenig Zeit für die Kinder hätte, viel zu viel mache, mich zu sehr um Freunde kümmere, Bemerkungen über meine Arbeit... Alles wunde Punkte. Mein Bruder kauft jetzt ein Haus, seine Frau wird nach dem Babyjahr halbtags arbeiten, ihre Mutter das Kind betreuen, weil Krippe schließlich nicht gut sei.

Er sagt, ich müßte einfach zu meiner Entscheidung und meiner Arbeit stehen. Ruhig und überlegen sein. Ich sei souverän.

Abb. 3   Patientenzeichnung

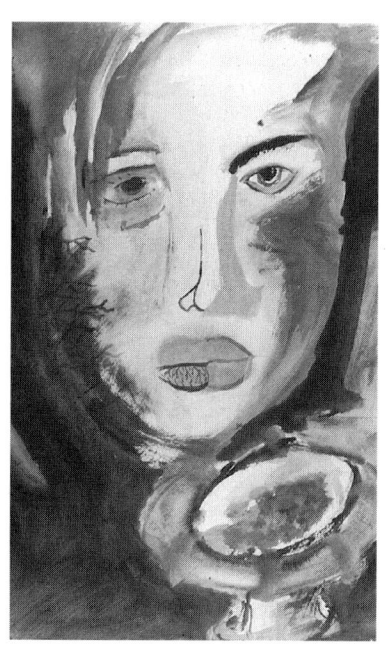

Ich weiß nicht, ob mein Leben richtig ist. Immer Hetze, Müdigkeit, schlechtes Gewissen gegenüber den Kindern – und alles nur, weil ich glaube, meine Arbeit zu lieben, dies alles zu brauchen? Wie sehr bin ich denn noch von meiner Nützlichkeit überzeugt?

21. 11. 88

Ich müßte lernen, mich anzunehmen, wie ich bin, auch äußerlich. Aber ich muß mich doch in mir selbst wohlfühlen? Auch daraus entspringt doch die Kraft, aber wie komme ich dann aus dem Teufelskreis Hungern–Fressen–Hungern? Mit der Alternative Brechen habe ich mir eine Möglichkeit geschaffen, zu fressen, ohne die Konsequenzen zu tragen. Mußte dadurch nie trainieren, essen zu lernen. Nein, ich esse nicht, um zu brechen. Aber ich breche, weil ich vorher nicht mehr aufhören kann. Also müßte ich lernen normal zu essen? Geht das? Bewußt die Konsequenzen meines Handelns tragen, Kleidung eine oder zwei Nummern größer kaufen müssen?

Renate, 23 Jahre, Studentin

Rückschau während einer stationären Behandlung wegen Magersucht

Sitze hier mit meinen Kliniktagebüchern, einigen anderen Erinnerungsstücken; „aktiv" magersüchtig seit 1986, da war ich achtzehn. Wie lange ich es schon unbewußt war, ist heute schwer zu sagen. Als ich vierzehn, fünfzehn war?

Februar 1988: Nach meiner Facharbeiterprüfung wiege ich noch 32 kg, bin glücklich-berauscht – finde immer noch „Fettpolster" an mir. Den realen Blick habe ich schon lange verloren. Meine Eltern erreichen schließlich, daß ich einer

Internistin vorgestellt werde. Sie wissen nichts Genaues über Magersucht, aber ihre Ahnung und ihre große Angst bringt endlich etwas in Bewegung. Ich selbst bin völlig handlungsunfähig. Vom Internisten zum Neurologen, die unvermeidliche Diagnose. Überweisung ... Mit Händen und Füßen wehre ich mich gegen die Möglichkeit einer stationären Behandlung: „Ich schaffe das ambulant!" Genial! Dabei will ich ja nicht zunehmen, ich will einfach weiter hungern. Natürlich geht in diesem Stadium nichts mehr ambulant. Ich spiele die brave Patientin und hungere weiter ... Ich sehe zum ersten Mal in meinem Leben meinen Vater weinen, fühle mich entsetzlich hilflos und schuldig ...

Juni 1988

Ich wiege 29 kg. Ich sehe keinen Ausweg mehr. Das Gewicht empfinde ich als gut, nur diese völlige Isolation, in die ich mich verrannt habe, ein total gestörtes Verhältnis zu meiner Umwelt, das ist die Sackgasse, aus der ich nicht mehr herauskomme. Ich entschließe mich zur stationären Behandlung, in der blauäugigen Illusion, nach vier bis sechs Wochen „repariert" entlassen zu werden.

Ankunft

Große Krankenhausfenster. Entsetzliche Gefühle der Fremdheit, Angst überfällt mich. Das Draußen − plötzlich so weit weg. Wie ein kleines Kind, das Gefühl der Verlassenheit wie früher im Ferienlager, aufkeimendes Heimweh. Die Angst, noch mehr Angst zu bekommen. Ich will so schnell wie möglich hier wieder herauskommen. Also immer brav sein, brav essen, nicht mucken?

Ich will wissen, was in meinem Kopf nicht funktioniert. Ich will es herauskriegen, ich war doch mal ein Mensch wie jeder andere auch, mit ganz normalen Anlagen, und ich will wieder ein gesunder Mensch sein, mich mögen können, zumindest akzeptieren ...

Widerstreit zwischen Vernunft und innerer Auflehnung. Vieles erinnert so verdammt an die Sitzungen im „Kuckucksnest". Erster therapeutischer Anreiz: mit 31,5 kg darf ich auf Wochenendurlaub ... Politik der kleinen Schritte ... also 2,5 kg zunehmen ...

08. 07. 88

Freitagabend. Kein Tag ist wie der andere. Bin dabei, meinen Rhythmus in die Tage zu bringen. Einhalten des Maßes und der Regelmäßigkeit. Göttliche Ruhe. Ich habe das Zimmer und die Stille und Ungestörtheit ganz für mich allein, das ganze Wochenende.

Wichtig: Der Tanzabend. Sich zur Musik bewegen, vielleicht Harmonie versuchen. Große innere Gelöstheit und Freude an der Bewegung des Körpers habe ich zeitweilig empfunden. Körper als Ausdrucksmittel? Hat er die Funktion nicht überhaupt bei Magersucht? Das, was man nicht aussprechen kann ... Gespräche mit ..., in denen ich spüre, daß viele Situationen, Denkweisen, Empfindungen sich überschneiden, Gespräche, die mich ins Nachdenken bringen über Distanzbegriffe, Selbstwertgefühl, Leistungsdenken und Zwänge. Sehr erschrocken über die 500 g Gewichtszunahme, große Angst!!! Als Ausgleich viel Gymnastik gemacht.

12. 07. 88

Das erste Einzelgespräch und der erste Schock. Schon am Morgen beim Wiegen schlechtes Gewissen eines ungehorsamen Schülers angesichts des bevorstehenden Gesprächs: Keine Gewichtszunahme. Dann das Gespräch, eigentlich gut, das Gefühl einen „Draht" gefunden zu haben und dann die bittere Pille: Totales Aus-

gangsverbot. Auch und gerade am Donnerstag, wo ich Mutti vom Flughafen abholen wollte. Ich schlucke und schlucke. Die vernünftige Stimme: Damit muß ich eben jetzt leben und vielleicht geht es vorerst bei mir auch nur so – bis sich die innere Einsicht einstellt, müssen wir halt strenge Spielregeln und Vernunft üben ... vielleicht hilft das im Moment am meisten. ES HILFT ALLES NICHTS *friß oder stirb*. Nur Freiheit, wenn ich es ertrage, dick und schwammig zu werden?!
Längeres Gespräch mit ... vorsichtiges Herantasten an die Krankheiten, nichts überstürzen, das zerstört nur. Ich glaube fest, wir könnten es zusammen schaffen. Sich gegenseitig Mut machen, nicht kontrollieren, aber stützen. Vielleicht geht's gemeinsam leichter. Man – WIR, ICH, MÜSSEN es schaffen.

13. 07. 88

Friß oder stirb. Eigentlich trifft das genau die Grundproblematik. Versuche, nicht an den Körper zu denken, nicht den Bauch zu fühlen, die Schwere zu ignorieren, Spiegel zu meiden. Ich könnt's nicht ertragen! Noch nicht. Solche Angst vorm Dickwerden ... Das Einzelgespräch heute ziemlich aufgeschlossen, anregend. Aber vielleicht braucht's mehr Verletzung und härtere Kritik mit sich selbst, um zum Kern der Sache vorzudringen. Fühle mich irgendwie so leer. Therapeutenanmerkung: Füllen, untätig, unbefriedigend.

15. 07. 88

Schocks.
Sie, mit der ich sprechen konnte, auf der Intensivstation mit einem Schlauch in der Nase. Hochkalorische Zwangsernährung mit der Sonde. Grauenvoll. Sie voller Angst, daß es schon zu spät sei, irreparable Schäden. Ab einem bestimmten Stadium kann man Magersüchtige nicht mehr retten, sagen die Ärzte, ist sie schon so weit? Wichtig zu wissen, was ich NICHT *will*: Mit diesem Magenschlauch und einer furchtbaren Angst und Ungewißheit dasitzen. Schocks. Untersuchungsergebnis: Eiweiß im Urin. Beeinträchtigung der Nierenfunktion, die durch das lange Hungern stark angegriffen ist. Neuer Essenplan – sitzen, essen, essen, essen. Lieber Gott, und ich fühle mich wie ein Sack Steine. Aber: **Daß** mich dieses Laborergebnis erschreckt, zeigt mir, daß ich innerlich einen Schritt weiter gekommen bin, daß ich leben will. Früher, draußen, hätte mich das keineswegs beim Hungern gestört, im Gegenteil, eher hätte ich sogar den Tod akzeptiert als ein freiwilliges Zunehmen. Es war mir ja alles schon so egal, so hoffnungslos ...
Vielleicht helfen die Schocks. Plötzlich stand das gestern so überdeutlich vor meinem inneren Auge: Ich will gesund werden.
Kämpfe gegen das eigene Unbehagen – Essenplan einhalten, keine Tricks. Völlig neue Form der Selbstbestätigung, diese Form der Selbstüberwindung. Furchtbare Eifersucht – Alptraum heute Nacht: M., völlig fasziniert, verliebt in ein anderes magersüchtiges Mädchen. Dieser Blick, den ich so gut kenne ...

16. 07. 88

Glücksgefühle: Der erste Besuch meiner Mama hier. Meine kleine irgendwie zerbrechliche und doch so starke Mutter wieder umarmen zu können! Mit ihr an diesem Tisch sitzen, reden, Kaffee trinken, zusammen gemütlich eine Zigarette rauchen ... So wichtig für mich, diese Gespräche, ihre Wärme, ihre Liebe spüren. Wie man die Dinge hier schätzen, auskosten lernt.
Durch die Gespräche mit ihr neue Aspekte: Wie z. B. fühlt sich eine Mutter, wenn sie stolz auf ein gesundes, normal entwickeltes hübsches Kind (IHR Kind) ist

– und das bezeichnet sich plötzlich als häßlich, zerstört sich selbst systematisch voller Selbsthaß?

– Verletzungen ...

Und M's. überraschender Besuch. Ich habe solche Angst, Unsicherheit in mir, hoffe so sehr, daß er mich noch lieben kann, auch dann noch. Auch dann? Ziele: Wissen, wofür man ißt. Sicher, ich esse um gesund zu werden, aber die „kleinen" Anreize sind eben greifbarer. Wieder hinausgehen können, Gymnastik machen können, sich bewegen. Ich esse, um das Wochenende mit meiner Mutter verbringen zu können. Tausend Dinge, die draußen auf mich warten. Halte mir diese Teilziele so oft wie möglich vor Augen, irgendwie geht's dann leichter. Kurzbesuch bei ... auf der Intensivstation, Freude über ähnliche Gedanken bei ihr. Glück teilen.

24. 07. 88

Daß ich unbeschwert sein kann, diese Freude darüber, wenn das eigene Lachen sich dann bei anderen widerspiegelt – Echos. Treffen mit meiner Mama, dieses irre Gefühl des Geliebtseins, Angenommenseins. Bedingungslos (wirklich?). Sogar noch ein Erfolgserlebnis heute – zwei brauchbare Skizzen fabriziert. Wenn ich diesen inneren Druck abbaue, es MUß was werden, geht es plötzlich viel besser, lockerer. Aber es funktioniert eben nicht immer. Ertappe mich immer wieder bei diesem verfluchten Leistungsdenken in so vielen Bereichen. Ab und zu geht das Essen schon einfacher, ich kann immer öfter meine Hemmungen lassen und wirklich mit Appetit essen.

26. 07. 88

30,3 kg – diese Angst vor dem Wiegen – ich glaube, es ist genau diese „Autoritätsangst", jemandem etwas nicht recht zu machen, hier also, nicht zuzunehmen, zu enttäuschen und deshalb nicht geliebt zu werden. Immer noch die Angst, die mich schon so lange und in so vielen Bereichen verfolgt. Die doppelte Erleichterung über die Zunahmen: Zum einen ohne schlechtes Gewissen vor den Therapeuten treten zu müssen, zum anderen endlich über die gefürchtete 30 kg-Grenze zu sein. Und Erleichterung über die Erleichterung – daß man sich schon freuen kann, zugenommen zu haben, wenn auch in erster Linie für andere. Bin zwar noch voller Hemmungen und Fremdheit gegenüber meinem Körper, aber dafür dieses phantastische Gefühl, Wärme zu tanken, sich hinzugeben, zu entspannen, wenn ich den Körper der warmen Luft aussetze. Sonne, lauter kleine Glückgefühle, die durch meine Haut in mich strömen.

02. 08. 88

Manchmal befällt mich die Angst, ich könnte schon seßhaft geworden sein hier. Tatsächlich ist es oft so, daß ich dieses „Drinnen" wie einen Schutz, wie eine Geborgenheit empfinde und mich langsam dem „Draußen" entfremde, es plötzlich voller Angst und als etwas Bedrohliches ansehe. War das früher draußen auch so und ich habe es da nur verdrängt? Und noch was fällt mir auf: Wie sehr sich meine Ziele auf hier drinnen beziehen, praktisch nur bis zur 38 kg-Grenze reichen. Alles andere ist noch völlig dunkel für mich, ich kann mir einfach keine Vorstellung davon machen. Vielleicht dauert es so sehr lange, bis diese fast 2 Jahre Hungern als Gewohnheit überwunden sind. Jetzt erst wird mir BEWUßT, daß das „Draußen" noch viel mehr Mühen kosten wird als das Erreichen der Therapieziele hier.

Abb. 4 Patientenzeichnung

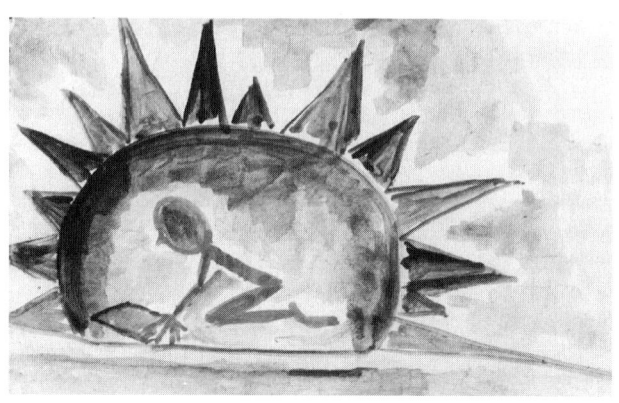

Maria, 41 Jahre, Lehrerin

eßsüchtig seit mindestens 20 Jahren, berichtet im ersten Gespräch:

„Als ich davon hörte, daß es andere gibt, die auch solche Störungen haben, hat mir das ein bißchen Mut gegeben. Wenn das so etwas wie eine Krankheit ist, dann wird das nicht in erster Linie moralisch bewertet und zum anderen, Krankheiten kann man vielleicht auch heilen, ich glaube allerdings, für mich ist es zu spät. Ich kann gar nicht sagen, wie lange es geht, eigentlich ist mein Leben immer nur ein Leben zwischen Diät und 20 kg abnehmen und der Enttäuschung, daß sie wieder drauf sind. Jetzt trage ich Größe 44, ich möchte aber eigentlich die 38 tragen, ich habe auch solche Sachen in meinem Schrank. Natürlich war ich immer mal beim Arzt, besonders wenn mir schwindelig war und ich beim Unterricht bald umgekippt bin. Ich hatte dann auch Anämie und wurde krank geschrieben, bekam Eisenpräparate – nie hätte ich zugegeben, daß es vom Hungern kam.

Ich hatte immer Angst vor den Elternversammlungen oder Hausbesuchen, es fällt mir unwahrscheinlich schwer, einem anderen etwas Kritisches zu sagen, ich bin eigentlich ein ganz weicher Mensch und möchte, daß alle um mich herum zufrieden sind ... natürlich auch mit mir zufrieden sind.“

„Was Essen für mich bedeutet? Ich habe eigentlich immer gern gegessen, immer viel gegessen. Weil meine Eltern noch studierten, war ich bei der Großmutter und bin erst nach Hause zurück, als ich zur Schule kam. Ich denke, da fing die Problematik eigentlich an. Ich war dann viel krank. Jetzt meine ich, daß ich eigentlich Krankheiten selber provoziert habe, – denn wenn ich krank war, dann waren meine Eltern anders, dann haben sie sich eben mehr um mich gekümmert, dann konnte ich auch mal zu Hause bleiben. Weil meine Mutter auch Lehrerin war, mußte ich in der Schule immer besonders gut sein. Sie nähte selbst und zog mich immer so komisch an, so mit Schleifchen – wie habe ich das gehaßt – als ich dicker wurde, hat sie mich immer in die Sachen hineingepreßt. Ich glaube, ich wäre eigentlich lieber ein Junge gewesen. Nichts konnte ich meinen Eltern recht machen, immer hatten sie etwas auszusetzen, obwohl ich eigentlich in allem ganz gut war und mir schreckliche Mühe gab. Irgendwann war mir das dann alles egal, und als ich dicker wurde merkte ich, daß sich meine Eltern ärgerten, am meisten meine Mutter. Sie hat mir dann das Essen zugeteilt. Und mein Vater, der sonst manchmal ganz lieb war, hat einmal gesagt: ‚Mädchen du mußt dich in der Schule ordentlich anstrengen, damit du einen guten Beruf bekommst, denn so häßlich und dick wie du bist, wer weiß, ob du einen Mann kriegst.' Das hat bis jetzt mich gegenüber Männern verunsichert. Ich hab einmal gelesen, daß die Fettschicht auch so etwas wie eine Schutzschicht sei – genau das trifft für mich zu."

„Eine Sache muß ich erwähnen, ich glaube, die ist das Allerschlimmste gewesen: Für mich brach eine Welt zusammen als meine Mutter mir sagte, ich sei eigentlich nicht erwünscht gewesen. Mein Vater hätte sich deshalb beinahe von der Familie getrennt. Ich hatte dann irgendwie Angst vor meinen Eltern und habe auch versucht, mir das Leben zu nehmen mit Tabletten, aber das haben sie nicht so richtig begriffen. Es wurde mir dann alles egal, auch, daß ich noch weiter zugenommen habe. Ich wurde im Sport schlecht und auch in der Schule. Ich dachte nur, ich müßte von dieser Familie weg, man wolle mich sowieso nicht. Als ich dann doch einen Freund hatte, habe ich mich schrecklich an ihn geklammert und ihn dann mit 18 geheiratet, obwohl es eigentlich auf keiner Strecke so richtig geklappt hat. Er war auch sehr unerfahren. Im Sexuellen habe ich mich geschämt, weil ich dachte, wenn ich so dick bin, muß ich für ihn eklig sein und konnte gar nicht verstehen, daß er wollte, daß ich mehr mitmachte. Richtig glücklich habe ich mich eigentlich nur während der Schwangerschaft gefühlt, weil es da normal war, daß ich dick war. Mein Mann hat dann andere Frauen gehabt und ich dachte, daß er das braucht, und das war mir auch ganz recht, weil ich dann sexuell meine Ruhe hatte. Wir haben uns immer mehr entfremdet und uns dann eigentlich in Freundschaft getrennt. Danach wurde es erst so richtig schlimm, wenn ich abends in die Wohnung kam und meine Tochter schlief und ich müde war und keinen zum Reden hatte und nicht trinken wollte, dann half eben nur noch essen. Weil ich Angst hatte, ich könnte Alkoholikerin werden, habe ich mich mit dem Trinken sehr vorgesehen und dann auch Feiern bei Freunden gemieden. Am Anfang hat das Essen geholfen, ‚wenigstens diese Stunde gehört dir', dachte ich, da bist du entspannt, da bist du ein bißchen froh. Und dann immer wieder diese strengen Diätversuche, reden über Diät, nachlesen über Diät, das Hochgefühl, wenn es klappte und die Kollegen

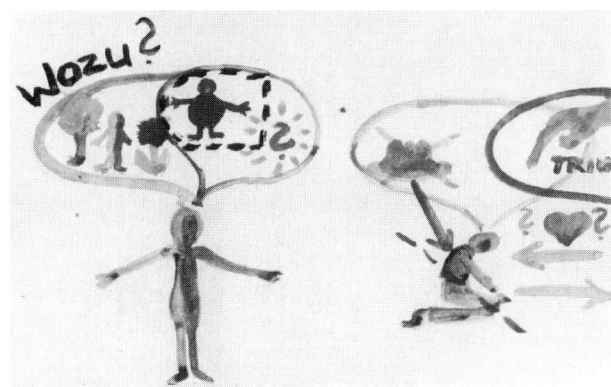

Abb. 5   Patientenzeichnung

sagten: ‚Du hast ja nun wieder abgenommen.' Und dann immer wieder diese Eßanfälle.

Ich hab auch keine guten Erfahrungen gemacht. Alleinstehende oder geschiedene Frauen werden von den meisten Männern nur für eine flüchtige Beziehung gewollt. Dann bin ich doch schon lieber dick und werde gar nicht erst angesprochen. Wenn man nämlich nein sagt, dann kann das auch sehr unangenehm werden und es wird gefragt, warum man sich für etwas Besonderes hält, so wie man aussieht."

Kulturelle, individuelle und biologische Wurzeln von Eßstörungen

Spieglein, Spieglein an der Wand, wer ist die Schönste im ganzen Land?

Jede Kultur hat ihre Vorstellungen entwickelt, welche Männer und Frauen als schön gelten. Blicken wir auf die fülligen Frauen eines Rubens, auf den runden Bauch der Eva oder der Venus von Lucas Cranach oder auf die Sandsteinfiguren indischer Tempeltänzerinnen und vergleichen sie mit Fotos von (Film)Schönheiten aus unserem Jahrhundert, so stellt sich schon die Frage, wonach wir eigentlich Schönheit bemessen. Sicher hat jeder seine eigenen Schönheitsvorstellungen, aber er kann sich nicht lösen von den kulturellen Maßstäben seiner Zeit, Mode genannt. Man könnte fast sagen, daß die Modeindustrie in unserem Jahrhundert stärker als früher die kulturellen Vorstellungen über Schönheit und Körperlichkeit beeinflußt, bedient sie sich doch der raffiniertesten psychologischen Werbemethoden. Nun scheinen Frauen stärker als Männer von kulturellen Normen und vom Mode- und Zeitgeschmack hinsichtlich ihres Aussehens und ihrer Körperlichkeit abhängig zu sein, weil in einer patriarchalischen Gesellschaft ihnen kaum eine andere Chance bleibt als zu warten, ob sie aufgrund ihres hübschen Aussehens von Männern begehrt und als Partnerin erwählt werden. Bewußt oder unbewußt vermitteln die Mütter bereits ihren kleinen Töchtern, daß ein gefälliges Äußeres wichtig sei, um später eine Familie zu gründen. Natürlich sind auch Männer an ihrem Aussehen interessiert, aber ihr Selbstwertgefühl müssen sie nicht so stark von ihrem Aussehen abhängig machen. Da Frauen ständig zu spüren bekommen, daß die Umwelt sie sehr nach ihrem Äußeren beurteilt und von ihnen erwartet, daß sie sich im besten Licht zeigen, definieren sie ihr Selbstwertgefühl häufig vordergründig über ihr Äußeres. So kann es geschehen, daß sie sich selbst mit den Augen der Umwelt beurteilen und sich bemühen, den Erwartungen der Umwelt, besonders den Schönheitsvorstellungen von Männern, vollständig zu entsprechen.

Schneewittchens Mutter, die eifersüchtig auf die heranwach-

Schönheitsvorstellungen

sende Stieftochter schaut, ist eine Königin. Früher mußten besonders die Frauen aus der sozialen Ober- und Mittelschicht sich den kulturellen Schlankheitsnormen anpassen, waren sie doch besonders vom Heiratsmarkt abhängig. Sie mußten ihren Körper in enge Korsetts pressen, während die arbeitenden Frauen in der Stadt und auf dem Land sich wenigstens ihres Körpers erfreuen durften (soweit sie nicht Hunger litten). In unserer Zeit hat der Schlankheitskult alle sozialen Schichten erfaßt.

Vergleichen wir Körpermaße und Typ der Frauen, welche in den 50er Jahren auf der Leinwand oder in Zeitschriften als schön gepriesen wurden, mit denen der 70er Jahre, so kann die Veränderung an den Namen von Marilyn Monroe und von Twiggy festgemacht werden. Die eine kurvenreich, verführerisch und lustbetont und die andere alle Kurven verbergend mit eingefallenen Wangen und großen Augen irgendwo ins Leere schauend. Erotik bei Marilyn Monroe, Distanz und Geheimnis, Aufforderung, das Lockende hinter der Kühle zu suchen, aus der Kindfrau eine Frau werden zu lassen, bei Twiggy. Beide waren Ideale mit größtem Einfluß auf Schönheitsvorstellungen von Männern und Frauen. Welche Phantasien lösen denn bei Ihnen das Lächeln von Marilyn aus und das Lächeln der Twiggy? Werden durch beide nicht unterschiedliche Bereiche in uns berührt? Sicher ist ihre **Idealisierung** ein ungeheurer Coup der Mode- und Freizeitindustrie, sie haben Marktwert und werden vermarktet, ihre Persönlichkeit und ihre Lebensvorstellungen interessieren nicht. Das ist gerade das Typische. Das macht sie zu Symbolfiguren der Alltagskultur in unserem Jahrhundert. Die Lebensmittelwerbung nutzt neben solchen Symbolen auch medizinische Erkenntnisse, welche auf die Schädlichkeit von Übergewicht hinweisen, so geschickt, daß ein *„Schlankheitswahn"* viele Frauen beherrscht. Diesem Druck folgend haben sich auch medizinische Maßstäbe, welches Körpergewicht im Verhältnis zur Körpergröße als gesundheitsförderlich zu betrachten ist, gewandelt. BROCA definierte 1882 das Normalgewicht als Körpergröße in cm minus 100. In die medizinische Literatur fand später der Begriff des Idealgewichtes Eingang, basierend auf den Statistiken großer amerikanischer Versicherungsgesellschaften, die das Idealgewicht mit dem höchsten zu erreichenden Lebensalter zusammenbrachten. Danach liegt das Idealgewicht bei Männern um mindestens 10 % und für Frauen um 15 % unter dem Normalgewicht nach Broca. Daß sich viele um Idealge-

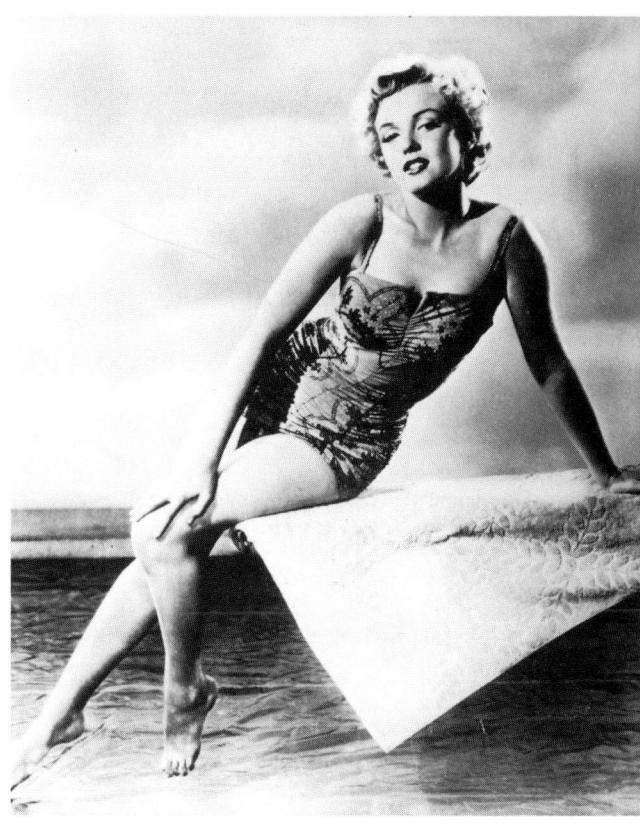

Abb. 6 Marilyn Monroe
(Foto „Ullstein")

wicht bemühten, führte dazu, daß das Idealgewicht 1988 um fast 10 % geringer angegeben wird als 1960 und daß die Zahl der Eßgestörten extrem angestiegen ist.

Anfang unseres Jahrhunderts waren Magersuchtserkrankungen so selten, daß sie als Einzelfälle ausführlich in der wissenschaftlichen Literatur beschrieben wurden. Ihre Zahl hat kontinuierlich zugenommen, sprunghaft jedoch in der Zeit nach dem 2. Weltkrieg. Nach Überwindung der Nachkriegsfolgen neigten in Amerika und Westeuropa relativ viele zu einer gewissen Körperfülle. Dieser Entwicklung steuerten die Lebensmittel- und Modeindustrie wie die Medizin entgegen. Erst seit den 70er Jahren (Twiggy) taucht dann die Bulimie als häufige Störung von Frauen auf! Amerikanische und englische Autoren beschrieben sie zuerst. Erst Jahre später wird sie als „Krankheit" in die internationale Klassifi-

Abb. 7 Twiggy

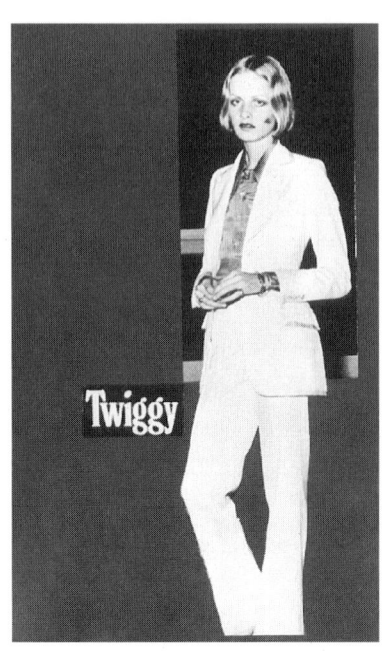

kation der Krankheiten aufgenommen. Gegenwärtig spricht man von einem endemischen Ansteigen dieser Störungen in den nord- und westeuropäischen Ländern. Mit zeitlicher Verzögerung berichteten Ärzte aus den südeuropäischen und osteuropäischen Ländern, daß anfänglich vereinzelt, jetzt häufiger Patienten mit bulimischen Störungen sie aufsuchen.

Werbung   Die Werbung setzt den weiblichen Körper gezielt ein, dabei versteht es sich von selbst, daß es sich um einen schlanken Körper handeln muß, der erotisch dargeboten wird. Mit Frauenkörpern wird für alles geworben, was man sich denken kann, vom Shampoon bis zum Automobil. So wird die Körperlichkeit entwertet, wiederum trifft dieses den weiblichen Körper viel häufiger als den männlichen. Die feministische Bewegung wehrt sich zu recht gegen diese Degradierung als Ausdruck der gegenwärtigen Frauenunterdrückung und prangert den Zusammenhang zu der gestiegenen Zahl von eßgestörten Frauen an.

Schlank wird gegenwärtig gleichgesetzt mit aktiv, erfolgreich, intelligent, jung und gesund. Eine robuste oder derbe Körperlichkeit steht für passiv, weniger intelligent, weniger erfolgreich, für Leute mit einer „langen Leitung", ausgesprochene Korpulenz für

„dick und doof". Diese Meinungen sind Ausdruck einer Entwicklung, wonach Äußerlichkeiten, wie Aussehen, körperliche Konstitution, Alter unzulässig mit Lebenszufriedenheit, Erfolg oder Lebensqualität in Zusammenhang gebracht werden. Wer Chancen hat, sich u. a. über beruflichen Erfolg Selbstbestätigung zu erschließen, kann sich diesem Druck eher entziehen. Deshalb ist es für Frauen so wichtig, daß ihre Lebensbedingungen es erlauben, Ausbildung und berufliche Entwicklung mit Familiengründung und Kindererziehung zu verbinden. In den günstigen Möglichkeiten für Frauen lag ein Grund, warum bulimische Entwicklungen bis in die 80er Jahre in den osteuropäischen Ländern selten, meist als Umschlag aus einer Magersucht vorkamen.

Selbstbestätigung

Vom Sinn des Fastens zu verschiedenen Zeiten

Teilweise oder völlige Enthaltsamkeit von Essen und Trinken hat als mehr oder weniger lange Fastenzeit in allen Kulturkreisen eine lange Tradition. Wenn wir sagen, daß Essen nicht nur einen körperlichen sondern auch einen emotionalen Hunger befriedigt, wie steht es dann mit dem Fasten? Durch Enthaltsamkeit wird der Stoffwechsel umgestellt und der Körper soll von Ballaststoffen, ja von schädigenden Stoffen gereinigt werden. *Als religiöses Ritual* dient Fasten als Übung zur Selbstbeherrschung über Begierden und Leidenschaften. Sein spiritueller Sinn, der mehr unbewußt erfaßt wird, bedeutet Opfer, Sühne oder auch Reinigung nach Verfehlungen. Alle großen Weltreligionen verlangen von ihren Gläubigen, eine bestimmte Zeit gemeinschaftlich zu fasten. Der einzelne bekommt dadurch das Gefühl, Teil einer Gemeinschaft zu sein, die Forderungen stellt und die ihn schützt, wenn er ihre Regeln einhält. Sinnfindung und Nachdenken über Werte im Leben werden gerade in der Fastenzeit durch Meditation auf die religiösen Wertvorstellungen hingelenkt. Nimmt der Gläubige Fasten sehr ernst, verdient er sich Anerkennung, ja Bewunderung. Jeder große Religionsstifter hat oft und lange gefastet. Erinnert sei an Buddha, der jahrelang streng gefastet hat, bevor er es aufgab und als Irrweg bezeichnete. Die meisten Buddhastatuetten zeigen ihn fett; diese Fettleibigkeit Buddhas ist Folge des jahrelang extremen Fastens, weil der Körper in der Nachfastenperiode besonders um Bauch, Hüften und Oberschenkel herum unproportioniert viel Fett anlagert.

Fasten eine rituelle Handlung

Strengstes Fasten – Selbstbeherrschung und Reinigung

Von Männern und Frauen, die nicht selten später als Heilige verehrt wurden, wird strengstes Fasten vermeldet. Auch Jesus fastete 40 Tage in der Wüste. Wenn ein Mensch gesellschaftlich gebotene Regeln, wie das Fasten, überdurchschnittlich befolgt, sich in die Wüste, in einsame Felshöhlen oder ins Kloster zurückzieht und sein Leben nur mit Meditation, Fasten und Taten im Dienste anderer zubringt, so will er der Umwelt etwas sagen: Er sagt, daß er zugunsten spiritueller Werte oder des Dienstes an anderen Menschen auf seine eigenen Bedürfnisse weitgehend verzichtet.

Katharina von Siena lebte im 12. Jahrhundert. Sie war die Tochter eines reichen Bürgers und begann im 13. Lebensjahr zu fasten, als sie verheiratet werden sollte. Scheinbar hatten damals Frauen, wenn sie sich gegen die Anforderungen ihrer Familie wehren wollten, nur den einen Weg: Rückzug auf religiös positiv bewertetes Tun. Über Katharina berichten Zeitgenossen, daß sie bis zu ihrem Hungertod im 30. Lebensjahr nur noch Brot und Wasser aß, zornig wurde, wenn sie zu anderem aufgefordert wurde. Ihre Zeit verbrachte sie mit der Pflege Kranker und dem Studium medizinischer und religiöser Werke. Sie scharte eine Gruppe gleichgesinnter Frauen und Männer um sich, so daß sie zu großem Einfluß in der Bürgerschaft kam und in einem Streit zwischen Landesfürsten und Stadt als Vermittlerin angerufen wurde. Später wurde sie heilig gesprochen.

Große Religionsstifter haben vor dem falschen Hochmut, vor dem Gefühl der Macht und Euphorie gewarnt, daß häufig jene erfülle, die, besonders beispielhaft und länger als im Ritual vorgeschrieben, fasten wollten. Der eindrucksvollste Bericht über die anfänglich glückliche Verstimmung stammt von einem berühmten Theologen, Romano Guardini:

„... zugleich geht beim Fasten etwas Innerliches vor sich. Der Körper wird gleichsam aufgelockert, der Geist wird freier. Alles löst sich, wird leichter. Die Grenzen der Wirklichkeit kommen in Bewegung; ... der Geist wird fühliger. ... Es wächst das Bewußtsein der geistigen Macht, und die Gefahr, das Maß des Zugewiesenen, die Grenzen des eigenen endlichen Seins, seiner Würde und seines Vermögens nicht mehr klar zu sehen, wird dringlich; die Gefahr der Überhebung, der Magie, des Drehend-Werdens im Geiste ...“

Ekstatischen Zuständen mit Visionen, wie sie von vielen Heili-

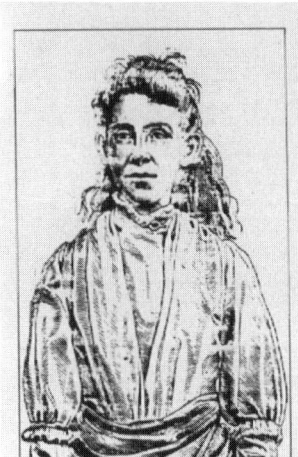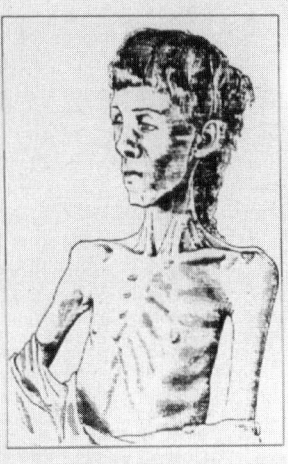

Abb. 8 Eine von den jungen Frauen, über die der englische Arzt Gull 1874 wegen Nahrungsverweigerung berichtete.

gen der katholischen Kirche beschrieben werden, ging regelhaft wochenlanges Fasten voraus.

Als der Einfluß der Religion nachließ, wurde überlanges Fasten seltener mit der Aura der Heiligkeit versehen, sondern eher mit der Aura eines medizinischen Wunders. Ab Mitte des 15. Jahrhunderts wurden über Fastenwunder in medizinischen Doktorarbeiten in Italien, Flandern und Deutschland sowie in Flugschriften, die auf Jahrmärkten verkauft wurden, berichtet. Ein Beispiel gab die „Jungfrau von Bern", die 3 Jahre lang gehungert haben soll, ein anderes Magaretha Weiß aus Speyer, 1529 geboren. Sie aß angeblich seit ihrem 10. Lebensjahr nichts mehr und wurde berühmt, da sie 1542 König Ferdinand während seines Aufenthaltes zum Reichstag in Speyer vorgestellt und von Hans Baldung Grien gemalt wurde. Mediziner haben einige diese „Wundermädchen" argwöhnisch überprüft und meist auch irgendwann als Betrügerinnen entlarven können, andere verhungerten. Für unsere Fragestellung ist wichtig, daß die „Heiligen" wie die „Wundermädchen" sich zum Fasten zu einem Zeitpunkt entschlossen, als ein Bräutigam für sie ins Auge gefaßt wurde, sie auf der Schwelle zum Leben einer erwachsenen Frau standen.

Extremes Fasten wurde in einer Zeit, in der naturwissenschaftliche Erkenntnisse das Weltbild prägten, *als Krankheit* etikettiert. Der englische Arzt MORTON beschrieb 1694 als „nervöse Atrophie" die Folgen extremen Hungers der Tochter eines reichen Londoner Kaufmanns und schildert ihren Bewegungsdrang, ihre

Fastenwunder

Abb. 9 Abschreckung oder Werbung? Zu extensivem Fasten in einem Flugblatt 1539 zu Speyer.

Dieses Wunder Mäidlein Margaretha Weissin / eine Tochter Seyfried Weissen / im Dorf Roed / zwo Meilen von Speyer wohnhafft / hat umb Michaelis Anno 1539. im 10. Jahr ihres Alters / einen hefftigen Haupt- und Bauchschmertzen bekommen / und zu gleich einen solchen Eckel vor den Speisen / daß Sie umb Weynachten gantz nichts mehr hat essen können / ist auch solche Zeit über durch den Stul und auß der Blasen nichts von ihr kommen. In folgendem 1540. Jahr / umb Ostern / hat Sie auch angefangen vor allem Tranck ein Eckel zu bekommen / und umb Pfingsten gantz nichts mehr trincken können: Doch hat Sie den natürlichen Schlaff behalten / und hat sich ihr Hirn offt durch die Nasen / aber nicht durch den Mund gereiniget / und wann Sie bißweilen Kindischer Weiß geweinet / sind ihr die Zähren häuffig auß den Augen geflossen. Anno 1542. als der Römische König Ferdinandus auf den Reichs-Tag nach Speyr kommen / und von diesem Mägdlein berichtet worden / hat Er selbiges / sambt ihrem Vatter im Monath Februario dahin zu sich bringen / mit neuen Kleidern / wie Sie alhie stehet / anlegen / und in einem Gemach fleissig bewahren lassen / da sich befunden / daß Sie damals völlig 12. Jahr alt / und 8. der beygefügten Linien an der Statur des Leibes lang / ohne Speiß und Tranck warhafftig biß dahin ihr Leben zugebracht hat.

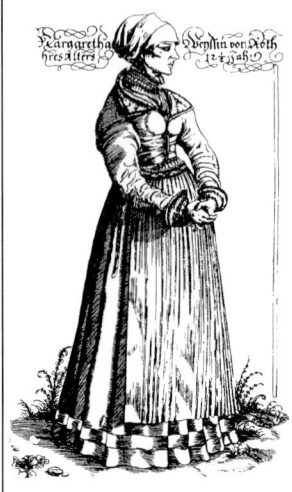

Fig. 116. Das Wundermädchen Margarete Weiß von Speyer. Flugblatt vom Jahre 1539.

Aversion gegen jede Nahrungszufuhr, den Verlust der Monatsblutung und den schrecklichen körperlichen Verfall. Sie sehen auf der Seite 53 Zeichnungen des englischen Arztes GULL von einer Patientin, die er 1874 behandelte. Er hob die besondere Bedeutung der Familienbeziehung hervor und betonte die psychischen Ursachen.

In der medizinischen Literatur bürgerte sich der Name *Anorexia nervosa* ein, der eigentlich die Gegebenheiten nicht richtig wiedergibt, weil er die bewußte Entscheidung zum Fasten nicht beachtet.

An-orexie bedeutet soviel wie fehlender Hunger, fehlender Appetit. Dies trifft das Erleben nicht, weil alle ihren Hunger mit großem Aufwand immer wieder verdrängen oder durch Wassertrinken oder Rauchen bekämpfen müssen. Der Begriff *Magersucht* hebt die Eigendynamik, das Suchtmäßige hervor und entspricht dem Erleben der Betroffenen eher. Extremes Fasten führt immer durch die hervorgerufenen Stoffwechselveränderungen zu psychischen Veränderungen.

Null-Diät

Beim Fasten aus medizinischer Indikation ist eigentlich nicht der Gewichtsverlust das Ziel, dadurch unterscheidet sich Fasten von der Null-Diät. Die positiven Auswirkungen bewußt auferlegter Nahrungsenthaltsamkeit im körperlichen und seelischen Bereich werden von allen beschrieben, die über 14 Tage hinaus gefastet haben.

Entschlacken und Entgiften

Entschlacken und Entgiften des Körpers führen zu einer

Ansäuerung des Blutes (s. Kap. „Psychobiologische Faktoren …") und damit zu verändertem Erleben, wie es Guardini beschreibt. Gemäßigtes Fasten kann eine bereichernde Selbsterfahrung und ein Gefühl von Unabhängigkeit und Kontrolle über das eigene Leben vermitteln. Bewußtseinsklarheit und innere Ruhe können helfen, den Streß des Alltagslebens von sich fernzuhalten oder besser zu bewältigen.

Macht Dicksein einen Sinn?

Wenn wir uns einem anderen Menschen nähern, dann halten wir einen bestimmten räumlichen Abstand ein. Diese Distanz sagt etwas über die Beziehung zwischen uns aus. Jeder Mensch hat seine „Intimzone" oder „Distanzschranke" um sich herum, fast so wie eine äußere Hülle, welche durch Fremde nicht verletzt wird. Nur Menschen, die uns nahestehen, lassen wir dichter als einen halben Meter an uns herankommen ohne zurückzuweichen oder uns zu wehren. Wenn ein Mensch dick ist, dann erweitert sich die Distanzschranke automatisch um den verletzlichen Kern der Person. „Raum um sich schaffen", „sich aufblähen", „sich dick machen". – Dicksein schafft eine größere Distanz zu anderen Menschen. Eine Person kann mehr Raum für sich beanspruchen, um sich zu schützen oder ihren Einfluß und ihre Möglichkeiten auszudehnen, „gewichtig sein".

„Distanzschranke"

Blicken wir in die Kulturgeschichte zurück, so wird dicken Personen jahrhundertelang Macht und Einfluß zugeschrieben. Bürgerliche, Handelsleute, Könige waren beleibt, weil sie nicht darben mußten. Sie galten als humorvoll, ausgeglichen, freundlich und als Menschen, die das Leben genießen konnten.

Macht und Einfluß

Liebhaber werden körperlich und psychisch nicht als „Kumpeltypen" charakterisiert. So drückt sich die allgemeine Erfahrung aus, daß beleibte Personen im Konkurrenzkampf um das andere Geschlecht nicht so gefährlich sind. Besonders Frauen werden durch die gesellschaftliche Rollenzuschreibung, sich über ihre Wirkung auf das andere Geschlecht bestätigen zu müssen, in eine sehr starken Konkurrenz zu anderen Frauen gezwungen. Dicke Frauen können sich dieser Konkurrenz entziehen. Eine 52jährige geschiedene Frau sagte während eines Gruppengesprächs: „Der

Konkurrenz

Gedanke, wenn ich zu Freunden zu Besuch gehe, die Frau könnte mich evtl. verdächtigen, ich hätte es auf ihren Mann abgesehen, der ist mir unerträglich. Ich bemühe mich, durch mein Aussehen und meine Kleidung nicht irgendwie aufzufallen und langsam wird mir auch deutlich, daß mein Speck eine ähnliche Funktion erfüllen muß. Ich bin als Alleinstehende Dauercamper auf dem Zeltplatz und meine Bekannten und Freunde, die kennen mich nur so. Würde ich abnehmen, dann hieße es, was ist denn mit der los, ist die jetzt etwa auf einen Mann aus?"

Eine Fettschicht schützt aber nicht nur vor Konkurrenz und Neid der Geschlechtsgenossinnen, sie schützt vor Übergriffen der Männer. Das Recht auf sexuelle Selbstverwirklichung in allen Altersstufen ist für Frauen keinesfalls so selbstverständlich wie für Männer, auch wenn eine sog. „sexuelle Revolution" in den letzten 20 Jahren stattgefunden haben soll. Im Gegenteil, die sog. sexuelle Revolution hat nur den Weg zu einer noch offeneren Vermarktung des weiblichen Körpers für Werbezwecke und Pornographie geöffnet, aber im gesellschaftlichen Bewußtsein wenig verändert. Es gibt wohl kein Produkt, wofür nicht mit weiblicher Schönheit, oft mit dem nackten Körper, geworben wird. Der Körper und sexuelles Erleben werden zur Ware. Sich attraktiv zurechtmachen, sich am Körper freuen — und sich anbieten und ihn zum Objekt der Begierde zu machen — viele Frauen erleben, daß zwischen diesen Polen des Frau-Seins ihnen nur ein schmaler Raum gelassen wird. Oft sehr brutal werden die Heranwachsenden mit diesen Realitäten konfrontiert und haben nicht sehr viele Möglichkeiten, sich zu wehren. Der Druck der Gleichaltrigen, bereits früh sexuelle Erfahrungen vorzuweisen, ist groß. Wer möchte in dieser Gemeinschaft als zickig oder altmodisch gelten? Nicht selten vermitteln Mütter ihren Töchtern einander widersprechende Botschaften: Einesteils sollen sie zu mütterlichem Stolz durch körperliche Schönheit und Attraktivität beitragen, andererseits sollen sie sich nicht zu früh in Partnerschaften binden oder sexuelle Erfahrungen machen, werden Männer und Erotik als „unsauber" abgelehnt. Körperlichkeit bekommt so eher einen bedrohenden Charakter und sexuelle Wünsche rufen Schuldgefühle hervor.

„Dickwerden" schützt unbewußt vor diesen Konflikten.

Manche entscheiden sich auch ganz bewußt, gegen die elterlichen Erwartungen und gegen das sozial aufgezwungene Klischee der schlanken attraktiven Frau.

„Sexuelle Revolution?"

„Dickwerden" als Schutz

„Fat is beatyful" ist ein Slogan, welcher neues Selbstbewußtsein ausdrückt und die Forderung enthält, nicht das Äußere zum Maßstab für die Bewertung zu machen.

Die „Mama" im italienischen oder afro-amerikanischen Film bilden durch ihre Rundlichkeit, Freundlichkeit und ihrem unendlichen Verständnis den Mittelpunkt der Familie, erhalten Achtung und die Anhänglichkeit ihrer Kinder, gerade weil sie so sind, ihre Körperlichkeit gehört dazu. Diese Frauen scheinen unter ihrem „Dicksein" nicht zu leiden, sie sind gewichtig, ihr soziales Gewicht entspricht ihrem Körpergewicht. Ohne dieses Gewicht, was wären sie dann in ihren Familien? Ausgesprochen dicke Männer und Frauen, welche ihre Körperlichkeit bejahen und mit Vergnügen essen, mit Appetit, nicht mit gierigem Hunger, können auch ein Quell von Geborgenheit für ihre Familienmitglieder sein, ein Lebensbaum voller Verständnis, Heiterkeit und Toleranz. Ihr emotionaler Hunger wird durch die Zuwendung und das Gefühl, daß die anderen sie so brauchen und so lieben wie sie sind, befriedigt.

„Bergende Rundungen"

„Ein Löffel für Vati, ein Löffel für Mutti ...“
Familiäre Wurzeln von Eßstörungen

Körperlicher und emotionaler Hunger

Nahrung stillt nicht nur den körperlichen sondern auch den emotionalen Hunger – das Neugeborene kann dies nur durch die gesicherte Beziehung zu erwachsenen Menschen, die sich seiner Nöte annehmen. Die Empfehlungen für eine gesunde Ernährung von Säuglingen und Kindern bilden ein gutes Beispiel, um medizinischen Einfluß auf das Ernährungsverhalten zu verdeutlichen. Früher herrschte die Auffassung, daß kleine Kinder, wie Automaten, streng zu bestimmten Zeiten eine durch Ernährungswissenschaftler vorgeschriebene Nahrungsmenge erhalten müßten. Jetzt vertraut man auf die Selbstregulationsmechanismen und geht

Geborgenheit an der Mutterbrust

davon aus, daß der Säugling sich melden wird und ihm so viel gegeben werden soll, wie er trinken und essen möchte. Welcher Unterschied in der Sicht auf den Säugling! Einmal, ein Säugling, abhängig von der Fremdsteuerung wie eine gut konstruierte Maschine, die optimal zu pflegen ist und andererseits ein selbstbestimmtes Wesen, welches seine Umwelt beeinflußt. Längst weiß man, daß der Säugling durch sein Verhalten und seine Reaktionen sehr stark auch das Verhalten der Mutter bestimmt, und daß er nicht passiv nur aufnimmt, was die Umwelt ihm gibt. Hinsichtlich des Nahrungsverhaltens gibt es Säuglinge, die hungrig, fordernd, aktiv oder oft unruhig und weinend sehr hohe Anforderungen stellen und andere, die „pflegeleicht“ zu sein scheinen, friedlich, viel schlafend, gute Nahrungsverdauer. Ihre unterschiedliche Konstitution wird nicht ohne Rückwirkung auf das gezeigte Verhalten der Mütter und Väter bleiben, Überbesorgtheit oder Ängstlichkeit fördern.

„Ein Löffel für Vati, ein Löffel für Mutti ...“ – haben sie als Kind diesen Vers gehört oder selbst zu ihrem Kind gesagt, wenn es nicht weiteressen wollte? In ihm schwingt die Erfahrung mit, daß Füttern und Nahrungannehmen auch Ausdruck von Beziehungen zwischen dem Nährenden und dem Genährten ist. Für eine Mutter ist es schlimm, ein mäkelndes Kind zu haben. Sie spürt, daß der krampfhaft verschlossene Mund auch eine Zurückweisung ihres Beziehungsangebots ist und reagiert traurig oder fordernd, manchmal wird sie das Kind auch zum Essen zwingen. Sie kann sich als Versager fühlen und eventuell werden Eltern oder Schwiegereltern sie danach beurteilen, wie ihr Kind körperlich gedeiht. Das gemeinsame Essen in der Familie oder mit Freunden kann einen Ruhepunkt in die Hektik des Tagesablaufs bringen, weil man dann miteinander sprechen und den Genuß teilen kann. Es ist sicher kein Zufall, daß alleinlebende Menschen sich häufig nicht die Mühe machen, für sich allein zu kochen oder den Tisch zu decken und daß sie schnell etwas nebenbei essen.

Das familiäre Essen

Würde man eine Familie bei der Mahlzeit beobachten, so ließen sich Rückschlüsse auf das Familienklima ziehen. Familien haben eine Eßkultur, welche aus der Art des Umgangs miteinander resultiert. In manchen Familien wird das Essen gemeinsam zubereitet und man kann schon in der Küche miteinander schwatzen, in anderen Familien ist es die Aufgabe der Mutter, die dann an den gedeckten Tisch ruft. Jeder, der gern kocht, freut sich, wenn es den anderen schmeckt und ist traurig, wenn er den Geschmack nicht so trifft. Manche Mütter sind aber gekränkt und machen ihren Wert als Mutter und Hausfrau besonders daran fest, daß ihr Essen immer aufgegessen wird. Sie sind sehr besorgt um das Wohl der anderen, opfern sich in der Fürsorge für andere auf „und denken an sich selbst zuletzt". Sehr häufig habe ich von Eßgestörten eine so oder ähnlich lautende Schilderung über den Charakter ihrer Mütter gehört. Vergleicht man die Untersuchung zur Familiensituation von magersüchtigen Patienten aus Amerika, Japan oder europäischen Ländern, so finden sich erstaunlich übereinstimmende Schilderungen über das Familienklima und die Rolle der Eltern gegenüber ihren Kindern. Das hat zeitweilig sogar zu solchen Begriffen wie „Magersuchtsfamilie" in der wissenschaftlichen Literatur geführt. Natürlich muß man eine solche Vereinfachung ablehnen, besonders, wenn damit noch verbunden wäre, daß eine Schuldzuschreibung gegenüber den Eltern für die Erkrankung ihres Kindes vorgenommen wird. Aber, es ist wichtig, nach Zusammenhängen mit den Familienklima zu fragen, wenn plötzlich ein Familienmitglied sehr auffällige Verhaltensweisen zeigt, wie dies die fast totale Nahrungsverweigerung oder Erbrechen nach gemeinsamer Nahrungsaufnahme sind.

Familienklima

Man könnte es fast als charakteristisch bezeichnen, daß viele der mit der Eßstörung dem Arzt vorgestellten Patienten das Familienklima als äußerst harmonisch schildern. Jeder bemühe sich, dem anderen zu helfen, ihn zu verstehen und ihn zu unterstützen – Ärger gebe es kaum, und wenn es schon mal vorkomme, dann bemühe man sich, den anderen zu verstehen. Wenn das Verhalten eines Mitglieds der Familie schon mal störe, dann wisse man, daß der andere es ja nicht so böse meine und nur nicht anders könne. Man müsse dann die „Sache nicht so tragisch nehmen" und „den Ärger einfach schlucken". Die Eltern schildern, daß sie sich immer bemüht hätten, ihre Differenzen untereinander zu klären und nicht vor den Kindern auszutragen, besonders bei Tisch sollten alle wenigstens einmal am Tage das Gefühl von Ruhe und Harmonie haben. Wenn aber nun doch mal Spannungen aufkommen? Dann habe man das meistens mit sich selbst abgemacht, erst seit Tochter oder Sohn nun so krank seien habe sich alles geändert und es gebe viel Streit, Ärger und Tränen in der Familie. Als besonders schlimm erleben es die Eltern, wenn sie einmal die Beherrschung verloren und ihr Kind geschlagen haben, weil es nicht essen wollte oder weil sie den Kühlschrank schon wieder leer vorgefunden haben. Nach so einer tätlichen Auseinandersetzung haben sie das „Kind" dem Arzt vorgestellt. Andererseits würde die Sorge um das erkrankte „Kind", sie nun wieder enger zusammenschmieden, denn, wenn man ganz ehrlich sei, so hätte man zwar harmonisch, aber doch etwas nebeneinander hergelebt. In den Gesprächen benutzen die Eltern sehr häufig den Begriff „man", „wir" anstelle „ich" oder „du". Häufig neigen die Mütter zu der Aussage, welche von den anderen bestätigt wird, daß sie erst froh seien und Ruhe finden könnten, wenn es allen in der Familie gut gehe. Dabei fühlten sich besonders die berufstätigen Mütter überfordert und waren nicht selten wegen Herz-Kreislauf-Beschwerden, Depressionen oder Erschöpfungszuständen schon in ärztlicher Behandlung.

Nach den Beschreibungen westeuropäischer Autoren, die viele Eßgestörte behandelt haben, erging es den Hausfrauen-Müttern nicht viel anders, sie nahmen die Haushaltsführung und Kindererziehung so ernst, daß sie sich ebenfalls überfordert fühlten. Vergleicht man die soziologischen Daten, so zeigt sich, daß Magersuchtserkrankungen überdurchschnittlich häufig in Familien zu beobachten sind, die sozial sehr gut gestellt sind und eine hohe Bildung haben. Von den zwischen 1970–1975 an der Charité behandelten Magersüchtigen hatten alle die erweiterte Oberschule besucht, zumindest begonnen, sich auf das Abitur vorzubereiten, bis sie krank wurden. Da dies unabhängig vom ökonomischen Status der Familie möglich war, entnehme ich aus diesen Fakten, daß Leistungswillen, Fleiß und die Konsequenz beim Verfolgen des beruflichen Zieles familienleitende Normen waren, denen alles untergeordnet wurde. Häufig waren die später Erkrankten in ihrer Klasse die Leistungsstärksten, nicht selten auch als „Streber" etwas isoliert. Besonders durch die Väter wurden schulische und sportliche Erfolge stolz herausgestellt. Sie nannten diese Kinder „pflegeleicht". Materielle Verwöhnung war für diese Familien nicht typisch. Die Kinder konnten aber sicher sein, daß sie durch schulische Erfolge Zuwendung und Interesse erreichten. Auch übereinstimmend zur Literatur konnte ich beobachten, daß die Väter die Erziehungsaufgaben stärker den Müttern überließen, besonders dann, wenn es etwas Kritisches anzumerken galt oder die Kontrolle der häuslichen Pflichten anlag. In der Pubertät entzogen sie sich nicht selten Fragen, Diskussionen und kritischen Auseinandersetzungen durch liebevolle Nähe, wenn sie vorschnell postulierten, daß ihre Kinder ja bereits so erwachsen und selbständig seien, daß sie schon die richtige Entscheidung treffen würden. Sie schilderten sich als sehr beherrscht. Es falle ihnen schwer, Gefühle zu zeigen und sie fürchteten als weich oder schwach zu erscheinen. Eine Patientin sagte: „In unserer Familie waren immer alle freundlich und auch immer bereit zu helfen, aber in den Arm nehmen, das konnten sie nicht" oder „Ich kann mich nicht erinnern, je gesehen zu haben, daß meine Eltern sich küßten".

Familienleitende Normen

„Pflegeleicht"

Durch andere Familien ging ein deutlich sichtbarer Riß – im Gespräch fielen sich die Anwesenden gegenseitig ins Wort, widersprachen sich laufend und hörten nicht zu bzw. nur das heraus, was in ihre Interpretation paßte. Der oder die Erkrankte saßen meist schweigend vor sich hinblickend neben den lebhaft redenden Eltern, so, als gehörten sie nicht zur Familie. Die Spannungen wurden deutlich gezeigt. Oft verteidigte einer die kranke Tochter und schob dem anderen Elternteil die Schuld an der Erkrankung zu, weil der Betreffende sich der Sorgen und Nöte des Kindes ja nicht angenommen, es nicht verstanden habe. Über Scheidungsabsichten habe man immer wieder gesprochen, sie aber wegen der Kinder noch zurückgestellt. So standen die Heranwachsenden zwischen ihren Eltern, und da sie beide liebten, zogen sie sich zurück. Manche gingen eine heimliche Koalition mit Vater oder

Sprachlosigkeit in Familien

Mutter ein, aber auch offene Feindschaft zum Vater oder zur Mutter habe ich gesehen. Zusammengehalten wurde die Familie nicht zuletzt durch die gemeinsame Sorge um die Erkrankte, wobei manche Eltern triumphierten, wenn die Bemühungen des anderen, die Tochter zum Essen zu bewegen, mißlangen. Oft hatte ich den Eindruck, daß die stationäre Einweisung der Erkrankten der Familie erst einmal eine Atempause brachte, welcher die Eltern dringend bedurften, auch wenn sie wortreich dies bedauerten. Ebenso war die Tochter oft froh, der schwierigen Situation erst einmal entronnen zu sein, gleichzeitig fühlte sie sich schuldig, weil sie die Eltern alleingelassen hatte. Die ständigen Vorwürfe, Schuld an dem verdorbenen Familienklima zu sein oder Vater oder Mutter krank vor Aufregung zu machen, machten sie hilflos und unendlich traurig, setzten sie unter Druck. Ich habe Patienten kennengelernt, deren Fasten mit dem Zeitraum der endgültigen Trennung der Eltern zusammenfiel, aber auch das Aufgeben der Eßstörung, nachdem die Mutter mit der Erkrankten nach der Trennung allein blieb. Durch die neue Gemeinsamkeit und die Akzeptanz als Gesprächspartner für die Mutter gewann auch die Erkrankte Mut, über ihre Nöte zu sprechen. Während des schwelenden Konfliktes hatten die Eltern kein Ohr für ihre Bedürfnisse. Krank hatte weniger der offene Streit zwischen den Eltern gemacht, eher die Enttäuschung, nicht ernst genommen zu werden und nicht wirklich wichtig zu sein. Formulieren konnten die Betroffenen dies aber nicht offen, sie sagten, daß sie die Eltern „nicht auch noch mit meinen Problemen belasten wollten". Der Heranwachsende kann jedoch auch überfordert werden, wenn er zum engsten Vertrauten oder zum Partnerersatz wird und versuchen muß, sensibel die Spannungen zwischen den Eltern auszugleichen. Identifiziert er sich sehr mit den Ansichten eines Elternteils, meistens der Mutter, kann ihn sein Gefühl, ihr treu sein zu müssen und sie nicht verlassen zu dürfen, dazu zwingen, seine Wünsche auf Zuwendung durch den Vater zu verdrängen. In der Pubertät ist aber gerade der Austausch mit dem Vater sehr wichtig für die Heranwachsenden beiden Geschlechts. Schwer zu ertragen ist, zwischen beiden Eltern hin- und hergerissen zu sein, weil man sich mit beiden identifizieren möchte. Schon zeitintensive Freizeitinteressen oder der Umzug in ein Internat oder der Wunsch nach einer eigenen Wohnung können dann Schuldgefühle hervorrufen, die zur Rückkehr ins Eltern-

Nicht ernst genommen werden

haus führen. In noch stärkere Loyalitätskonflikte kommen die Betroffenen, wenn ihre Partner oder Freunde von den Eltern offen oder verdeckt abgelehnt werden. Sie müssen befürchten, entweder den Freund oder die Zuneigung der Eltern zu verlieren. In solchen Entscheidungskonflikten kann eine unbewußte Lösung dadurch gefunden werden, daß diese Trennungsängste verdrängt und der Konflikt einfach auf eine andere Ebene verlagert wird, z. B. indem schulische Leistungen, sportlicher Erfolg oder Selbstdisziplin hinsichtlich Nahrung in den Vordergrund treten. Eigentlich sind die geschilderten Familienkonstellationen sehr häufig und die Probleme der Heranwachsenden typisch und nicht besonders gravierend – wieso soll dies nun Eßstörungen fördern?

Entscheidungskonflikte

Wenn das Familienklima es nicht zuläßt, daß über all diese normalen Probleme gesprochen werden kann, wenn man Ärger und Enttäuschung schlucken und sich beherrschen und leistungsstrebig geben muß, um anerkannt zu werden, oder weil die Reaktionen der Eltern schwer voraussehbar und widersprüchlich verlaufen, dann bleibt der Heranwachsende mit den normalen Problemen des späteren Jugendalters (Adoleszenz) allein. Verlockungen und die Sehnsucht nach Anerkennung durch die Gleichaltrigen und das andere Geschlecht, nach körperlicher Attraktivität, nach Genuß und die Neugier auf Partnerbeziehungen können in Konflikt geraten, mit den strengen auf Leistung orientierten Normen der Familie. Da diese Normen aber nicht wie ein drohendes Schwert geschwungen werden, dagegen könnte sich der Heranwachsende ja noch relativ leicht abgrenzen, sondern als ständige, liebevolle Erwartung von den Eltern an ihn herangetragen werden, fühlt er sich zu Dankbarkeit und Akzeptanz ihrer Lebensvorstellungen verpflichtet. Es bleibt nichts übrig, als sich anzupassen, die Patienten nennen es „zu funktionieren", „perfekt zu sein", oder sich massiv abzugrenzen. Das anfängliche Hungern dient eigentlich mehr der Anpassung, die Heranwachsende bemüht sich besonders vorbildlich um gesunde Ernährung und bemerkt erst langsam die Macht, die sie dadurch auf das Familienleben ausüben kann. Später nutzt sie ganz bewußt, daß sie die Eltern durch ihre Selbstbeherrschung einesteils quälen kann, andererseits zwingt, die Beherrschung zu verlieren. Welch Triumph muß es sein, wenn der sonst so beherrschte Vater die Geduld verliert und schlägt, – gleichzeitig welche Kränkung und welche Mißachtung!

Streng auf Leistung orientiert

Macht ausüben können

Kränkend ist auch, wenn die heranwachsende Tochter liebevoll wegen ihrer schwellenden Körperformen bespöttelt wird oder gegenüber zweideutigen Bemerkungen nicht verteidigt wird. Nach Angaben von Selbsthilfegruppen haben viele Frauen, die zwanghaft Essen und Brechen müssen, in ihrer Jugend oder als Erwachsene sexuellen Mißbrauch erfahren müssen, nicht wenige in der engeren oder weiteren Familie. „Das furchtbare war, daß ich nicht gewagt habe, etwas zu sagen. Ich hatte und ich habe Angst, daß da welche kommen und sagen, die war ja schon so entwickelt und die ist ja schon so mit Jungs gegangen, sicher hat sie den Onkel irgendwie verführt." Wenn in dieser Notlage das Vertrauen fehlt, so ist das ein Zeichen für die Unsicherheit der Beziehung. Jugendliche wollen sich nicht zurückziehen, sondern offen oder verquer alles versuchen, Zuwendung und Liebe der Angehörigen zu erreichen. So krampfhaft kann dieses Bemühen werden, daß allen Zeichen von Zuwendung und Liebe mißtraut wird. Gefühle deutlich zu zeigen fällt schwer, so kann es passieren, daß Eltern und Heranwachsende die sich lieben, doch eher Signale des Mißtrauens und der Ablehnung bemerken.

Versuche, sich aus der Familie zu lösen

Versuche, sich aus der familiären Bindung abzulösen, können so aussehen, daß Selbstbeherrschung durch Fasten der Familien entgegengesetzt wird, aber auch, sich entgegen dem Gesundheits- und Schlankheitskult zu verhalten. Plötzlich fängt einer oder eine an zu essen, ohne auf die Kalorien zu achten und zuzunehmen – so scheint es zumindest. In Selbsthilfegruppen berichten eßsüchtige Frauen, wenn sie über den Beginn ihrer Eßstörung nachdenken, daß ihnen die ständigen Ermahnungen der Mutter, auf die Figur zu achten, weil sie sonst keinen Freund fände und weil dies wichtig für die spätere Karriere sei, auf den Geist gingen. Ihre Wut gegen eine gängelnde und überbesorgte Erziehung, einem kleinbürgerlichen Lebensstil, die Orientierung an der Meinung der Nachbarn, hätten sie in sich hineingefressen. Schon damals sei ihnen dieser Zusammenhang irgendwie klar, aber die Wut so groß gewesen, daß sie erst einmal gefressen hätten und fast mit Triumph das Jammern der Mutter über die Kosten, welche die Anschaffung neuer Kleider bedeuteten, gehört hätten. Sie hätten sich ein dickes Fell zugelegt. Das schlimme sei allerdings, daß sie es später nicht mehr abstreifen konnten, sondern daß sie bei Ärger, bei Langeweile oder einfach ohne einen auslösenden Grund, essen mußten. In ihren Familien wurde gern und reichlich

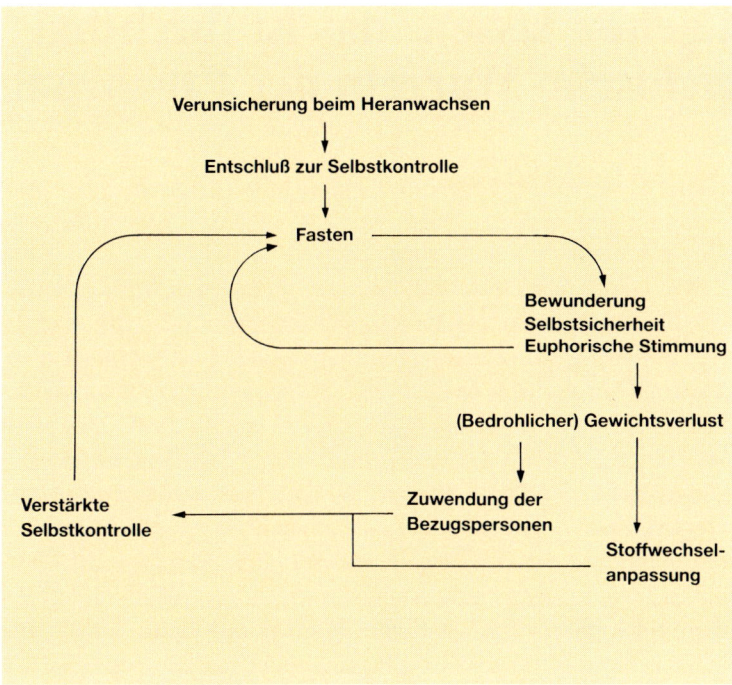

Abb. 10 **Einstieg in die Magersucht:**
Fasten wirkt wie eine Droge, die anfangs das Selbstwerterleben stabilisieren kann. Die Beziehungen zu den wichtigen Bezugspersonen verbessern sich.

gegessen, die gemeinsamen Mahlzeiten waren der Höhepunkt des Tages, an denen sie über ihre täglichen Erfahrungen befragt wurden und in denen sie die Leistungen abrechnen mußten. Auch sie schildern ein Familienleben, fern von großen Aufregungen, aber auch fern von großen Wünschen. „Bunte Vögel", alle die aus dem Rahmen fielen, wurden sehr mißtrauisch und auch abwertend beurteilt, man hätte angepaßt zu sein, besonders als Frau.

„Sich gehen lassen, das ist furchtbar"
Psychische Wurzeln der Eßstörung

Unser Erleben, Verhalten und Handeln wird durch unbewußte Vorstellungen, Ängste und Wünsche ebenso beeinflußt, wie durch uns bewußte Gedanken und Gefühle.

Als Kinder werden wir von unseren Eltern und später von anderen Bezugspersonen angehalten, selbstsüchtige Wünsche, aggressive Äußerungen, sexuelle Handlungen und Vorstellungen nicht sofort zu befriedigen, weil das das gesellschaftliche Zusammenleben erschweren, ja stören würde. Alles, was die Beziehungen zu anderen gefährden oder stören könnte, haben wir zu unterdrücken gelernt. Dadurch werden die von uns wahrgenommenen **Innere Zensur** Gefühle und Gedanken durch eine innere Zensur gefiltert und wir lassen nur in unser Bewußtsein, was wir im Spiegel unseres Selbstbildes auch ertragen können und was wir für moralisch und für gut empfinden. So beeinflussen die Normen der Kultur in der wir leben unsere Wertvorstellungen und somit die Beweggründe für unser Handeln. In unserer Kultur sollen Bedürfnisse nach Liebe oder Hingabe ebenso wie Bedürfnisse nach Rache oder Triumph nicht zu offen gezeigt werden, sonst setzt man sich dem Vorwurf des Egoismus aus – nicht desto trotz bilden sie oft die bewegenden Gründe, d. h. die wahren Motive für unsere Handlungen.

Versuchen sie bitte, bei geschlossenen Augen in sich hineinzuhören und Begriffe aufsteigen zu lassen, die sie mit den Vorstellungen von

„dick" . . . verbinden:

Bedeutung von Dicksein warm, rund, lahm, langsam, abstoßend, weich, unsportlich, verschlingend, schützend . . .

und „dünn":

Bedeutung von Dünnsein schlank, attraktiv, intelligent, kühl, erfolgreich, anstrengend, spröde, drahtig, kindlich, hilflos . . .

Haben Sie einen ähnlichen Kontext gefunden oder verbinden sich für Sie völlig andere Vorstellungen mit diesen Begriffen?

Es scheint so zu sein, als ob die Haltung gegenüber schlanken oder dicken Männern eine andere ist, als gegenüber schlanken oder dicken Frauen. Versuchspersonen assoziierten zu den Bildern von attraktiven und schlanken Frauen besonders häufig die

Begriffe „intelligent" und „erfolgreich", hingegen zu Bildern schlanker, attraktiver Männer häufiger „eitel", „arrogant" und „verweichlicht". Diese Untersuchungen zeigen, daß körperliches Aussehen von uns mit Persönlichkeitseigenschaften und Verhaltensweisen klischeehaft in Verbindung gebracht wird.

Erst in der Adoleszenz, wenn der Heranwachsende seinen Platz in Familie und Gesellschaft bestimmen muß und seine Ideale an den Angeboten und den Wertvorstellungen seiner Familie und seiner Umgebung mißt, gewinnen solche Zusammenhänge für ihn an Bedeutung. Vorher war seine Körperlichkeit, auch das Wachstum seines Körpers, etwas was er hinnahm, es sei denn, er wurde als dickes Kind durch seine Kameraden gehänselt. Dann hat er sicherlich unter seiner Körperlichkeit auch früher schon gelitten. Nun muß er erleben, daß er nicht beeinflussen kann, wie sich sein Körper verändert und wie die Umwelt darauf auch mit verändertem Verhalten und einer ganzen Palette neuer Anforderungen reagiert. Dadurch gewinnt die Nahrungsaufnahme plötzlich eine Bedeutung, die über das Stillen von Hunger hinausgeht. Durch Essen oder Essensverweigerung kann er Einfluß auf die weitere Entwicklung seines Körpers nehmen, kann er die Entwicklung der sekundären Geschlechtsmerkmale verzögern. „Ich hatte das schon bei meiner Schwester gesehen und fand das eigentlich ekelhaft und hatte mich fest entschlossen, daß es mir nicht so gehen sollte. Ich habe richtig darauf gewartet, wann es anfing, daß ich soviel Brust bekam und dann ganz gezielt abgenommen." Katrin spricht hier über ein ihrem Bewußtsein zugänglichen Grund für ihre Abmagerung. Im weiteren Gespräch wird deutlich, daß sie es als unerträglich empfindet, abhängig zu sein von so banalen Bedürfnissen wie Hunger und Durst. Essenmüssen verbindet sich für sie mit dem Gefühl, abhängig zu sein. Abhängig von wem? Um dies zu verstehen ist es notwendig, sich zu verdeutlichen, daß die Nahrungsaufnahme immer auch die Aufnahme emotionaler Beziehungen zu den nahrungsspendenden Personen bedeutet. Die Persönlichkeitsentwicklung des kleinen Kindes wird beherrscht durch die Suche nach Befriedigung der körperlichen Bedürfnisse, die Suche nach Sicherheit in einer tragenden und zuverlässigen Beziehung. Dies alles wird erlebt durch das Füttern und die Körperpflege, dabei kann das Kind ein Gefühl von Urvertrauen erlernen, daß die Umwelt auf seine Bedürfnisse eingeht. Wenn es erlebt, daß auf sein Schreien, Strampeln, Lallen seine

Anforderungen an Jugendliche

Selbstsicherheit

Beziehungspersonen reagieren, wird ihm das Gefühl vermittelt, nicht abhängig zu sein, sondern selbst Einfluß und Kontrolle auszuüben. Selbstsicherheit im Umgang mit anderen Personen hängt u. a. davon ab, welche Erfahrung manches Kind gemacht hat. Erlebt es keine verläßliche Zuwendung, wird ihm immer wieder bewußt, daß es unzulänglich, machtlos, klein und hilflos ist, so wird es auch später leicht verunsicherbar sein. Es entwickelt Abwehr- und Bewältigungsmöglichkeiten, die es vor quälenden Gefühlen der Minderwertigkeit schützen sollen.

Nun ist die Adoleszenz ein Zeitraum, welcher jeden Heranwachsenden verunsichern muß, denn sehr viele widersprüchliche

Schrittweise Ablösung

Anforderungen werden an ihn gestellt. Einesteils muß er schrittweise sich von den Eltern ablösen, seinen eigenen Kreis finden, eine berufliche Ausbildung anzielen und seine eigenen Werte entwickeln und überprüfen. Zum anderen macht er erste Erfahrungen hinsichtlich seiner Wirkung auf Personen des anderen Geschlechts, hinsichtlich seiner körperlichen Attraktivität. Er wird gemocht, begehrt oder erntet Gleichgültigkeit, gar Ablehnung. Er versucht, in allen Bereichen Sicherheit und Selbstbestimmung zu erlangen. Die körperlichen Veränderungen sind *das* sichtbare Zeichen für eine Entwicklung, von der er nur zu oft den Eindruck bekommen muß, nicht genügend Einfluß ausüben zu können. Es liegt daher nahe, daß die Nahrungszufuhr als eine Möglichkeit entdeckt wird, selbstbestimmt Einfluß zu nehmen. Wird durch Mütter, Geschwister, Klassenkameraden in dieser Zeit der Versuch einer Diät vorgelebt, so kann dies herausfordern, konsequenter und damit auch selbstbestimmter als sie zu sein. Die Ablehnung, sich einfach etwas in den Mund stecken zu lassen, wie in der Kindheit, wenn man traurig war, resultiert unmittelbar auch aus dem Gefühl, daß eine solche Befriedigung dem Bedürfnis nach Selbstbestimmung und innerer Sicherheit zuwiderläuft, Ausdruck von Abhängigkeit ist. Es geht dabei sowohl um die Abhängigkeit von den nährenden Eltern wie um die Abhängigkeit von der Nahrung an sich. Bewunderung ihrer Konsequenz bestärkt den Fastenden in der Hoffnung, den richti-

„Einstieg" in die Magersucht

gen Weg gefunden zu haben, das ist ihr „Einstieg" in die Magersucht (s. Abb. 10). Magersüchtige äußern nicht selten, daß sie am liebsten ohne Essen auskommen möchten, und daß sie es als erniedrigend finden, immer wieder daran erinnert zu werden, daß körperliche Bedürfnisse ihr Verhalten bestimmen. Wenn so hart gegen die eigene Körperlichkeit eingeschritten wird, so läßt sich vermuten, daß eigentlich nicht nur die Nahrungsaufnahme abgelehnt wird, sondern auch andere körperliche Bedürfnisse, die in der Adoleszenz erstmalig bewußt werden, wie das Bedürfnis nach sexueller Zärtlichkeit. Eine unbewußte Gleichsetzung erfolgt zwischen Nahrungsbedürfnis, sexuellen Wünschen und körperlichem Wachstum, so daß eine Spaltung entsteht: Nahrung und Herausbildung der sekundären Geschlechtsmerkmale und sexuelle Wünsche sind schlecht — körperliches Training, hohe Leistungsmotivation, ohne Rücksicht auf Hunger und Müdigkeit, sind gut.

Innere Sicherheit wird durch Leistung gewonnen, wenn die Betreffenden ein hohes Arbeitspensum geschafft, in der Schule sehr gute Zensuren bekommen oder stundenlang Gymnastik betrieben haben. Waren sie früher schon ehrgeizig, so sind sie nun verzweifelt, wenn sie keine herausragenden Leistungen bringen. Oft wirken die jungen Frauen und Männer äußerlich selbstbewußt und aktiv. Sie sind den ganzen Tag über beschäftigt, sie übernehmen freiwillig verschiedenste Aufgaben, damit sie abends müde ins Bett sinken. Angst machen ihnen ruhige Minuten und Langeweile, dann spüren sie, daß ihr Leben ein ewiger Kampf gegen sich selbst ist und daß ihnen etwas fehlt — innere Ruhe, Gelassenheit und Harmonie. Um sich mit dieser Erkenntnis nicht auseinanderzusetzen zu müssen, bauen sie eine Ideologie auf, wonach sie alles verachten, was träge macht „Sich gehen lassen ist furchtbar..." sagt Katrin. Dadurch geraten sie in eine immer stärkere Isolierung und verlieren Möglichkeiten, sich anderen anzuvertrauen und ihre Wertmaßstäbe mit deren zu vergleichen. Ihr Selbstwertgefühl wird nicht mehr durch die Rückmeldung von Bezugspersonen stabilisiert, sondern nur noch darüber, daß sie ihr Ziel erreichen, weiter abzunehmen und fest in Diät zu bleiben. Nach Jahren stellen sie verzweifelt die Frage „Ich weiß nicht, wer ich bin, was eigentlich meine wirklichen Ziele sind, was ich eigentlich will?" — und kommen doch nur zu der einen Schlußfolgerung, daß sie sich hilflos und wertlos fühlen, wenn sie nicht weiter hungern (Abb. 12). Während sich Gedanken ans Essen unaufhörlich aufdrängen als Folge des Hungers, sind die gefürchteten sexuellen Phantasien und Vorstellungen verschwunden, denn die hormonelle Stimulierung ist durch die Adaptation an den Hungerzustand weggefallen.

Sich hilflos und wertlos fühlen

Die Sehnsucht nach einem Vater oder einem „Prinzen", der sie aus ihrer Situation befreien möge, taucht manchmal im Traum noch auf. Er müßte aber ungeheuer zuverlässig sein! Ihre Angst vor Enttäuschung ist groß, weil sie sich nicht liebenswert empfinden und um die Gefährdung und die Häßlichkeit ihres Körpers heimlich wissen. Aber gerade trotzdem möge der Vater oder der „Prinz" den wahren Kern von ihnen erkennen und lieben! Sie möchten um ihrer menschlichen Qualitäten willen partout geliebt werden, nicht um ihres Äußeren willen.

In den Märchen der Gebrüder Grimm lebt diese Sehnsucht in verschiedenen Gestalten. „Dornröschen", geschützt von der Dornenhecke, wartet schlafend auf ihren Prinzen und hat sich körperlich nicht mehr weiterentwickelt seit dem 14. Lebensjahr, nachdem sie in Schlaf fiel (und braucht somit nicht zu essen). Dies geschah, nachdem sie sich an der Spindel gestochen hatte und ein roter Blutstropfen das weiße Linnen benetzte − symbolisch ist hier die erste Regelblutung gemeint. Sie hatte sich den Anweisungen der Eltern widersetzt. Als die Tochter in die Pubertät kam, warnten sie vor falschem Umgang und vor Neugier. Dadurch, daß sie ihr vorschrieben, welchen Raum sie nicht betreten dürfe, machten sie sie neugierig und setzten Schuldgefühle für das Übertreten des Gebotes − es ist ein typischer Entscheidungskonflikt für das heranwachsende junge Mädchen. Eine Auseinandersetzung wird durch den Rückzug in den „unschuldigen" Schlaf vermieden. Es vergehen 100 Jahre, ohne daß Dornröschen oder die Eltern irgendetwas dazulernen müßten − dann geht die Geschichte in falscher Harmonie weiter − plötzlich ist Dornrös-**„Dornröschen"** chen erwachsen und darf (muß?) heiraten. Durch den Rückzug in einen Turm sind die pubertären Ablösungsprobleme zwischen der Tochter und Eltern umgangen worden! Solch ein Turm ist die Magersucht − leider kommen kaum noch Prinzen vorbei. Finden die Betroffenen jedoch einen Menschen, der ihr Erleben versteht, dann kann er sie rasch gesunden lassen, durch die Beziehung zu ihm − symbolisiert im Kuß des Erweckens.

Eine andere Facette dieser Problematik nimmt das Märchen von „Allerleirauh" auf. Sie war die Tochter eines Königs und als Einzige so schön wie ihre verstorbene Mutter, welche auf dem Sterbebett von ihrem Mann verlangt hatte, nur eine ihr ebenbürtige Schöne als zweite Gemahlin zu wählen. Der König beabsichtigte deshalb, seine Tochter zu heiraten und erfüllte alle ihre Bedingungen, die sie diesem Wunsch entgegensetzte. So blieb ihr nichts übrig als zu fliehen und ihren schönen Körper zu beschmutzen und unter einem Fell zu verstecken, was ihr den Namen „Rauhtierchen" oder „Allerleirauh" einbrachte. Als sie zur schönen jungen Frau heranreift, mußte sie sich mit der Begierde der Männer, sogar ihres Vaters, auseinandersetzen: Sie entzieht sich und wehrt ihre Körperlichkeit ab. Da ihr dies von der Umwelt aufgezwungen wird, sie ohne Schuldgefühle ist, sucht sie immer wieder die Gelegenheit, kurz ihre Schönheit zu zeigen und gibt auch anderweitige Signale an einen anderen König, den sie später dann auch heiratet.

In diesem Märchen wird in besonderer Deutlichkeit angesprochen, daß sich die Heranwachsenden durch die sexuellen Phantasien der Erwachsenen sowie durch eigene Phantasien gefährdet fühlen. Für das heranwachsende junge Mädchen ist der Vater die wichtigste Identifikationsfigur für den Umgang mit erwachsenen Männern. Verständlicherweise taucht auch er in erotischen Phantasien auf, dies kennt jede Heranwachsende. Üblicherweise wird diese Phantasie bald abgelöst durch die Phantasien, von Filmstars, anderen Männern oder Jugendlichen aus der Umgebung, geliebt zu werden. Manche haben aber sehr starke Schuldgefühle durch diese Phantasien oder sind durch zweideutige Verhalten von Männern ihrer näheren Umgebung in Versuchungssituationen geführt worden oder, was sehr viel häufiger ist, gedemütigt, ja sogar in ihrem Vertrauen mißbraucht worden. – Ist es da verwunderlich, daß sie sich erschreckt zurückziehen und fliehen? Wie Selbsthilfegruppen und -organisationen wie „Wildwasser" veröffentlichen, sollen 20 % der Frauen in Kindheit oder Jugend sexuellen Mißbrauch erlitten haben, nicht selten durch Väter, Onkel, Brüder – ein Familiengeheimnis! Im Klientel der Süchtigen 50 %, die solche Erfahrungen zu verkraften hätten. Das Pelzchen der Allerleirauh können sie nicht tragen, ihr Gesicht und ihre Hände mit Ruß einzuschmieren, würde ihnen wenig nützen – sie haben nur die Möglichkeit, entweder ihre Körperlichkeit durch Abmagern oder durch Fettsein zu verändern, oder den Ekel herauszukotzen oder sich zu betäuben. Sie distanzieren sich von ihrem Körper oder sie **Entfremdung** werden ihres Körpers durch den Mißbrauch enteignet. Wo und **des Körpers** wie kann aber ihre Seele leben, wenn ihnen der Körper nicht mehr gehört? Rückzug in die Askese kann Schutz für die verletzliche Seele werden. Aus der beschmutzten Neugier auf das Leben kann Angst, gemischt mit Gier, werden, immer das Falsche und nie genug zu bekommen. Wenn die Gier nach Leben und Zuwendung gleichzeitig immer mit Schuldgefühlen besetzt ist, dann wird alles Erlebte gleichzeitig das Stigma des Schlechten und Gefährlichen bekommen, das wieder entfernt werden muß. Ekel steigt auf, Ekel vor sich selbst, Ekel auch vor der aufgenommenen Nahrung oder dem sexuellen Erlebnis. Ekel führt zum Erbrechen.

Der Wunsch, geliebt zu sein

Der große Wunsch, geliebt zu sein, macht es so schwer, auf Versuchungen eindeutig mit ja oder nein zu antworten. Die widersprüchlichen Gefühle müssen dann durch Alkohol, durch gieriges Essen, durch Medikamente, betäubt werden, um die Depressionen, die Einsamkeit, die Enttäuschung und das Gefühl der eigenen Schwäche und des Versagens weniger zu spüren, solange, bis die Betroffene erschöpft einschläft. Wut und Haß, eindeutige Forderungen oder Widerspruch kann nur schwer artikulieren, wer immer beliebt sein möchte! Gefühle in sich hineinzufressen haben besonders Mädchen gelernt. Von ihnen wird erwartet, daß sie freundlich, ausgeglichen, angepaßt und immer verständig seien, bereit, die Schwierigkeiten der anderen zu verstehen und auszugleichen. Gegen diese Rollenzuschreibung können sie sich auch wehren, indem sie (unbewußt) sich gewichtiger machen.

„Gewichtigsein"

„Gewichtigsein" bedeutet Einfluß auszuüben. Wenn die Tochter aber nur die Einflußlosigkeit ihrer Mutter in der Familie erlebte, ihre Abhängigkeit vom Vater und falscher Harmonie? Oft vermitteln die Mütter ihren Töchtern, daß es ihre Aufgabe sei, sich wegen der Harmonie in der Familie anzupassen – gleichzeitig aber auch, daß sie anders als ihre Mütter werden sollten, selbständiger und unabhängiger. Wehrt sich dann die Tochter, dann kann es passieren, daß die Mutter mit dem Vater eine Allianz gegen ihre Unabhängigkeitsbestrebungen bildet, so daß ihre Unsicherheit verstärkt wird. Mit Bestätigung kann sie sicher rechnen, wenn sie der Gesellschaft völlig entspricht, so adrett, so perfekt, so schön und so freundlich wie möglich ist. Unausgeglichenheit, Ärger, Enttäuschung, Zorn und Haß lernt sie zu schlucken und zu unterdrücken. Sie möchten nicht so wie die Mutter in der Partnerschaft leben, deshalb idealisiert sie sowohl ihren zukünftigen Partner wie etwaige Partnerschaft, so daß eine Enttäuschung fast zwangsläufig folgen muß, wenn sie den ebenfalls unsicheren jungen Männern begegnet. Oft wählen diese jungen Frauen auch ältere Männer, die ihnen die Zuwendung geben sollen, die sie beim Vater schmerzlich suchen. Bulimische Frauen erzählten häufig, wie sehr es sie verletzte und enttäuschte, wenn diese älteren Männer, die sie so idealisiert hatten, „auch nur das eine wollten". Um sicherer im Umgang mit Männern zu werden, wünschen sie sich eine Position, in der sie über die Beziehung bestimmen können und in der sie so attraktiv sind, daß sie den Partner auswählen. Dazu bedarf es aber eines idealen Aussehens – einer der Gründe besonders auf ihre Körperlichkeit zu achten und sich in einen Diätzwang zu begeben.

Wenn ich aber ein solches Ideal anstrebe, wie schwer muß mich dann jede Enttäuschung treffen, die mir verdeutlicht, wie weit ich von diesem Ideal entfernt bin?

Die Trennung von einem Freund, ja manchmal Bemerkungen über das Äußere können so tief verletzen, daß der Wert als Mensch total in Frage gestellt scheint.

Während junge Männer in diesem Zeitraum die Kraft ihres Körpers spüren und sich bewußt werden, damit ein Instrument zu haben, womit sie die Welt erobern können, erleben die heranwachsenden Frauen ihren Körper stärker als das Objekt fremder Begierde. Das bevorstehende Frauenleben, welches sich durch die Beschwerden der Menstruation ankündigt, kann Schwangerschaft mit ungewollten körperlichen Veränderungen bringen.

Die Ablehnung und Bestrafung des Körpers ist auch immer Ablehnung und Bestrafung von Wünschen, nach Umsorgtwerden, Passivität und Abhängigkeit. Nicht das Erwachsenwerden wird generell abgelehnt, im Gegenteil, es besteht der starke Wunsch nach Einfluß und Anerkennung, es werden nur diejenigen Aspekte des Erwachsenwerdens abgelehnt, welche die Gefahr von Abhängigkeit von anderen Menschen mit sich bringen. Die Abmagerung ist der konsequenteste Ausdruck der Abwehr gegen Unsicherheit, Unzulänglichkeit, Macht und Hilflosigkeit. Die ausgeprägte soziale Haltung, welche schon die hungernden heiligen Frauen zeigten, ist auch für viele Magersüchtige charakteristisch. Sie versuchen ihre Familien in jeder Weise zu unterstützen und wählen sozial-arbeitende Berufe überdurchschnittlich häufig, wie Krankenschwester, Ärztin, Kindergärtnerin usw.

Ablehnung und Bestrafung des Körpers

Psycho-biologische Faktoren für die Entwicklung gestörten Eßverhaltens

Nach Aussagen ihrer Eltern haben eßgestörte Erwachsene in ihrer Kindheit sich im Eß- und Trinkverhalten im allgemeinen nicht deutlich von ihren Geschwistern unterschieden.

Entwicklung des Eß- und Trinkverhaltens

Die Entwicklung des Eß- und Trinkverhaltens wird von mehreren Faktoren beeinflußt. Genetische Faktoren steuern die Ausprägung bestimmter körperlicher und seelischer Merkmale, die sich im Zusammenwirken mit der Umwelt entwickeln. Körpergröße und Körperbau, z. B. ein athletischer oder ein graziler Körperbau, sind Ausdruck der biologischen Anlage. Das Ernährungsverhalten ist jedoch schon im frühen Alter hauptsächlich das Ergebnis von Umwelteinflüssen und nur in sehr geringem Maße durch Erbfaktoren bestimmt. Säuglinge zeigen bereits eine angeborene Bevorzugung für süße und eine Ablehnung bitter schmeckender Substanzen, was dafür spricht, daß genetische Faktoren eher die Nahrungsvorlieben bestimmen. Umwelteinflüsse dagegen spielen bei Nahrungsabneigungen eine größere Rolle. So sind Aversionen gegen bestimmte Nahrungsmittel im Kindesalter, beispielsweise gegen Gemüse, eher auf Umwelteinflüsse zurückzuführen. Nahrungsvorlieben bzw. Aversionen werden erlernt im Umgang mit der angebotenen Nahrungspalette, die wiederum von kulturellen Einstellungen abhängig gemacht wird, z. B. Abneigung gegen Schweinefleisch bei Moslimen.

Immer wieder wurde diskutiert, ob bestimmte Merkmale im Eß- und Trinkverhalten, die mit Fettsucht zusammenhängen, nicht teilweise genetisch bedingt seien. Die meisten Wissenschaftler bezweifeln dies jedoch. Die Frage kann bis heute nicht eindeutig beantwortet werden.

Steuerung durch das zentrale Nervensystem

Nahrungstrieb, Sättigungs- und Hungergefühl, Lust und Unlust zum Essen unterliegen einer äußerst komplizierten und komplexen Steuerung durch das zentrale Nervensystem, mit dem Ziel, die Leistungsfähigkeit des Organismus zu sichern. Innerhalb physiologischer Grenzen besteht ein Fließgleichgewicht zwischen Kalorienaufnahme und Kalorienverbrauch. Dieses versucht, sich auf einen für die Person spezifischen *set-point* (d. h. auf einen Festpunkt), um den das Gewicht nur etwas schwankt, einzupegeln.

Wie in den vorausgegangenen Kapiteln dargestellt, wird nicht nur aus einem biologischen Hungergefühl heraus gegessen, sondern beim Anblick von Nahrungsmitteln entscheiden verschiedenste Bedürfnisse, Antriebe, Emotionen oder Motive darüber, ob die Nahrungsmittel Appetit hervorrufen und eine Mahlzeit werden oder nicht. Alle Hirnstrukturen, die der Verarbeitung von Umweltreizen dienen, sind mit dem Hunger- und Sättigungszentrum verknüpft, dienen der Steuerung des Nahrungstriebes. Fütterungspraktiken, wie Stillen nach Bedarf oder zu festgelegten Zeiten, oder die Vorgehensweise bei der Entwöhnung, haben für die Herausbildung einer differenzierten Wahrnehmung von Hunger- und Sättigungssignalen eine entscheidende Bedeutung. Sie bilden die Grundlage für die wechselseitige Kommunikation zwischen Säugling und Pflegeperson und ermöglichen dem Säugling die Befriedigung seines Hungers und gleichzeitig seines Sicherheitsbedürfnisses. Durch regelmäßiges Füttern wird nicht nur sein primär biologisches Bedürfnis befriedigt, sondern durch Blickkontakt, Körperberührung und Lächeln lernt er zu kommunizieren. Frühe Entbehrung im wechselseitigen Kontakt, z. B. hastig und lieblos dargebotene Nahrung oder dauernde Unsicherheit, ob auch wirklich Zuwendung und Nahrungsgabe erfolgen, können sowohl die körperliche Entwicklung beeinträchtigen, wie zu Störungen in den zwischenmenschlichen Beziehungen führen. Die Säuglingsernährung richtet sich heute nicht mehr nach einem strengen Fütterungsplan mit etwa 5 Mahlzeiten am Tag, sondern die Bezugspersonen lassen sich von Äußerungen des Säuglings leiten, die sie als Hungergefühl interpretieren. Dadurch wird das Grundbedürfnis nach Nahrungszufuhr und gleichzeitig nach Kontakt gestillt, das Kind erhält das Gefühl, Einfluß auf die Umwelt auszuüben. So wird der biologische Wechsel zwischen Hunger und Sättigung *sozial normiert.*

Biologische Wechsel zwischen Hunger und Sättigung

Bestehen Eltern ständig darauf, daß vorgesetzte Speisen aufgegessen werden müssen, so nehmen Kinder noch Nahrung zu sich, obwohl sie gesättigt sind. Sie verlernen dadurch, ihren Körpersignalen zu vertrauen und richten sich nach äußeren Gegebenheiten bei der Einschätzung ihres Hungergefühls. Eine Verknüpfung der Situation „der Teller muß leer gegessen werden" mit der Erfahrung, daß die Eltern dann zufrieden und freundlich sind, führt zur Bildung von Eßgewohnheiten. Bei experimentellen Untersuchungen zum Eßverhalten zeigte sich, daß übergewichtige Personen häufiger als normalgewichtige ihren Teller vollständig aufessen. Sie wählen auch häufiger kalorienreiche Nahrung. Sie gaben an, daß sie nicht gut bestimmen können, wann sie hungrig und wann sie satt seien: „Ich könnte eigentlich immer essen, so ein Gefühl richtig satt zu sein, habe ich schon seit Jahren nicht mehr gehabt". Adipöse deuten innere Erregungszustände fälschlicherweise leicht als Hunger, so z. B. wenn sie traurig sind, sich langweilen. Erklärbar ist dieses Verhalten aus frühkindlichen Erfahrungen, wenn auf ihre Äußerungen von Mißfallen, Schmerz, Traurigkeit immer nur eine Antwort erfolgte: Essen. So wird Essen zum Trost, als Ersatz für menschliche Zuwendung. Ein voller Mund macht auch das Sprechen unmöglich, und mit dem Herunterschlucken der Nahrung müssen auch die Emotionen heruntergeschluckt werden. Sätze wie: „Mit vollem Munde spricht man nicht" oder „Das mußt du halt schucken, wirst schon nicht dran ersticken" charakterisieren diesen Erfahrungshorizont.

Essen als Trost – als Ersatz

Wirklich, man erstickt nicht daran, aber glücklich wird man dabei auch nicht.

Um ihre Unsicherheit gegenüber ihren Körpersignalen zu kompensieren, versuchen Übergewichtige, sich alles, was dick machen könnte, zu verbieten und ihr Eßverhalten bewußt zu kontrollieren. Dadurch wird aber jedes Essen mit innerer Spannung begleitet, die Nahrung eingeteilt in gute und verbotene Nahrungsmittel. Wir erleben aber, daß alles was eigentlich verboten ist, auch gleichzeitig eine Verlockung enthält. So wird die innere Einstellung zum Essen immer widersprüchlicher und in der Gegenwart anderer kann nicht unbefangen gegessen werden, weil Übergewichtige der Meinung sind, daß auch andere von ihnen erwarten,

Innere Unzufriedenheit und Spannung

daß sie weniger essen. Dadurch steigt die innere Unzufriedenheit und Spannung, es entsteht ein Druck, welcher fälschlicherweise als Hunger identifiziert wird, der nur schwer zurückzudrängen ist, . . . irgendwann nimmt der Drang überhand, und es wird nun wirklich zu viel gegessen. Das Wissen, sich nicht beherrschen zu können, kann sich zu dem Gefühl ausweiten, in allen Lebensbereichen unbeherrscht und unfähig zu sein, wodurch auf die täglichen Anforderungen nicht spontan reagiert werden kann. Nun fehlt nur noch ein schiefer Blick, eine widerspenstige Antwort des Sohnes oder irgend eine Enttäuschung, und die Spannung steht kurz vor der Explosion: Da ist es doch besser, als herumzuschreien, zum Kühlschrank zu gehen und sich den Mund zu verstopfen . . . Essen

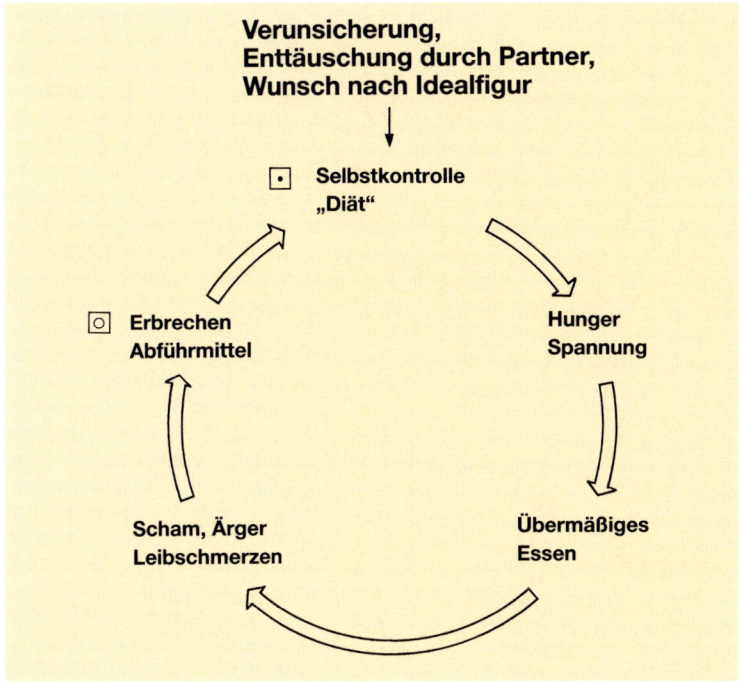

Verunsicherung, Enttäuschung durch Partner, Wunsch nach Idealfigur

⊡ **Selbstkontrolle „Diät"**

◎ **Erbrechen Abführmittel**

Hunger Spannung

Scham, Ärger Leibschmerzen

Übermäßiges Essen

Abb. 11   Einstieg in die Bulimie:
⊡ *Diät am Tage und Überessen aus Hunger am Abend.*
◎ *Einkalkuliertes Erbrechen nach dem Essen.*

entspannt ... Eine immer wieder gemachte Erfahrung! Bitter bezahlt durch das Gefühl, sich entgegen dem strengen Vorsatz wieder nicht beherrscht zu haben, so daß der Entschluß gefaßt werden muß, morgen sich noch strenger zu kontrollieren. Erneut baut sich der Kreislauf der Spannung und Entspannung durch Eßanfälle auf.

Kreislauf der Spannung und Entspannung durch Eßanfall

Eßsüchtigen fällt es schwer zu differenzieren, welche Situationen und Gefühle eigentlich zum Essen geführt haben. So geschieht der Einstieg in die Bulimie, wenn nicht ertragen werden kann, zu dick zu werden, bzw. Leibschmerzern diese Völlerei bestrafen.

Abb. 12   Patientenzeichnung

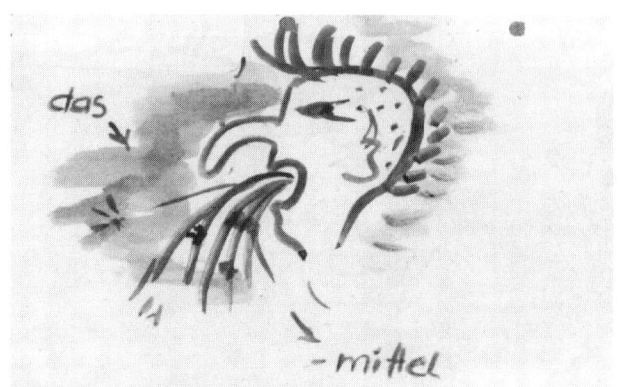

Stoffwechselanpassung an Fasten und Hungern

Fasten führt zu einer Umstellung im Stoffwechsel, welcher zu psychischem Wohlbefinden, geistiger Beweglichkeit und Verbesserung der Merkfähigkeit führt. Ungefähr nach 14 Tagen ist dies deutlich ausgeprägt. Freiwillig Fastende berichten, ebenso wie Magersüchtige, über innere Zufriedenheit, vermehrte Leistungsfähigkeit und eine euphorische Stimmung, welche nicht nur aus dem Stolz über die Selbstbeherrschung resultiert, sondern einen biologischen Hintergrund hat.

Null-Diät   Kurzfristige Null-Diät über 2/3 Tage stellt für den Organismus eine andere Belastungsform dar als ein kontinuierliches Fasten, wie es Magersüchtige über Monate, manchmal Jahre, durchstehen. Dies ist *ein* Grund für die unterschiedliche Stimmungslage, welche bei langfristig Fastenden und bei Menschen beobachtet wird, die sich immer wieder kurzfristig um das Einhalten von Diät bemühen. Letztere sind reizbar, unzufrieden, emotional überempfindlich, erstere wirken eher heiter, ausgeglichen und zufrieden. Erst später werden sie als Zeichen chronischer körperlicher Erschöpfung teilnahmslos, unzufrieden und apathisch. Hunger ist vergleichbar mit akutem Streß, wobei die Mobilisation der Energieträger durch den Abbau von Zucker, Eiweißen und Fetten aus den körperlichen Reserven erfolgt. Eine Langzeitadaptation an verringerte Nahrungszufuhr, wie sie das Fasten darstellt, gelingt um so besser, je häufiger Fasten-Erfahrungen gemacht werden. Man kann dies damit vergleichen, daß untrainierte Leute nicht so lange Strecke laufen können, nach längerer Übung eine bessere Kondition erreichen. Die Adaptation an das Fasten geschieht innerhalb von 3−4 Wochen durch ein verändertes Enzymmuster, welches die Eiweißsynthese und Eiweißfreisetzung beeinflußt. Die Adaptation hat das Ziel, Glukose für die Ernährung der roten Blutkörperchen und das zentrale Nervensystem zu sichern. Die für diese Stoffwechselprozesse notwendige Energie und Enzyme werden nun überwiegend durch den Abbau von Fettsäuren gewonnen, wobei Ketonkörper entstehen. Das bedeutet, daß es zu einer Verschiebung im Säure-Basenhaushalt kommt. Während im Hungern, d. h. in der Kurzzeitadaptation des akuten Streß, das zentrale Nervensystem noch einen Glukosebedarf von 144 g hat, werden beim Fasten nur 44 g benötigt. In der Hungerphase werden 75 g täglich von den Eiweißspeichern eingeschmolzen, während des Fastens jedoch nur noch 20 g. Das wird aufgrund des verminderten Zuckerbedarfs des zentralen Nervensystems möglich. Die Leber bildet während des Hungerns noch über 90 % der neugebildeten Glukose, im Fasten nur noch 60 %, die restlichen 40 % stammen aus der Niere. Dies ist möglich durch die Ansäuerung des Blutes durch die erhöhte Keton-Körperproduktion, genannt *Ketoazidose*. Das Entscheidende ist also die Umstellung der ZNS-Ernährung von Glukose auf ein Glukose-Ketonkörpergemisch, die dafür nötige Enzymbereitstellung geschieht innerhalb von wenigen Tagen. Forscher konnten nachweisen, daß bei der Stoffwechsellage „Fasten" das Gehirn eine erhöhte Nukleinsäure und Eiweißsynthese aufweist.

Adaptation an das Fasten

Es wird jedem klar sein, daß diese Adaptation nicht unendlich verlaufen kann und daß sie einmal in ein Stadium der funktionellen Störung und der Schädigung der einzelnen Organe des Organismus durch Erschöpfung der Anpassungsmechanismen übergehen muß. Dies verläuft in Schritten, siehe Abbildung. Zuerst spart der Körper die nicht zum Überleben notwendigen Funktionen ein, z. B. die Fortpflanzungsfunktion. Ein bestimmter Fettkörpergewichtsanteil im Gesamtgewicht hat Einfluß darauf, wann bei heranwachsenden Mädchen die erste Regelblutung einsetzt. Der bessere Ernährungszustand der gegenwärtigen Generation, der sich auch in einer durchschnittlich größeren Körperhöhe zeigt, ist die entscheidende Ursache dafür, daß die Regelblutung inzwischen bereits zwischen dem 11. und 13. Lebensjahr stattfindet. Zu Beginn unseres Jahrhunderts, als die Ernährungssituation nicht so

Stadium der funktionellen Störung

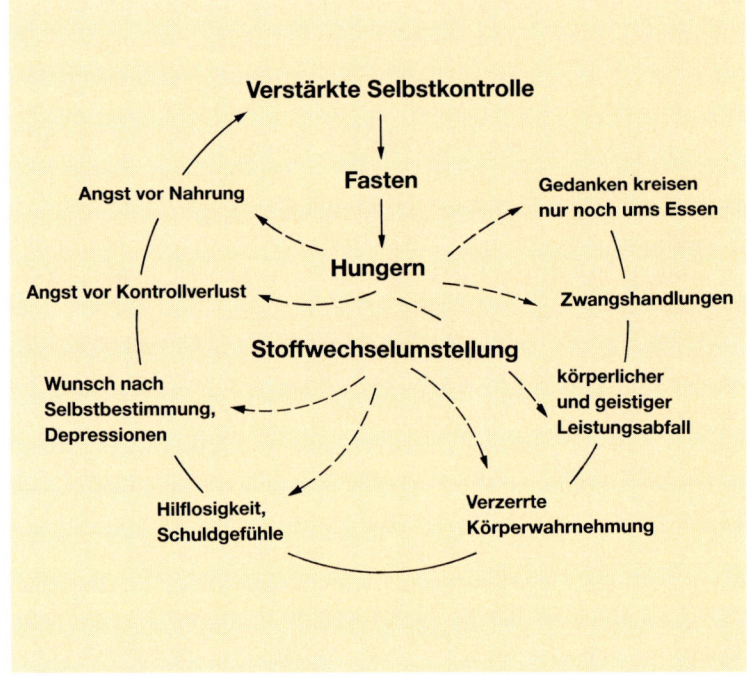

Abb. 13 **Manifeste Magersucht:**
Psychische und körperliche Folgen des Hungerns verstärken Hilflosigkeit und Versagensgefühle, so daß die Betroffenen glauben, Sicherheit nur durch verstärkte Selbstkontrolle wiedererlangen zu können.

Das „kritische Gewicht"

günstig war, kam es zur ersten Regelblutung erst zwischen dem 14. und 15. Lebensjahr. Man spricht von einem „kritischen Gewicht", welches die Produktion von Wachstumshormonen und Sexualhormonen beeinflußt, wodurch die Pubertät eingeleitet wird. Für das zentrale Nervensystem dient also das Körpergewicht als ein Signal für die Produktion der verschiedenen Sexualhormone, die in ihrem Zusammenspiel die Fortpflanzungsfähigkeit ermöglichen. Knochenalter und Ernährungszustand sind dabei wesentlicher als das Lebensalter, um eine Hormonfreisetzung zu stimulieren, bzw. einzustellen, die charakteristisch für geschlechtsreife Frauen ist. Auch Leistungssportlerinnen oder Ballettänzerinnen die überschlank sind und extensiv trainieren und damit einen Verlust des Fettkörpergewichtsanteils haben, können ihre Regelblutung verlieren, bzw. haben einen Zyklus, dessen Hormonmuster eher dem von Mädchen vor der Pubertät entspricht. Sie können dann nicht schwanger werden. Magersüchtige Männer haben einen geringen Geschlechtstrieb und auch eine verringerte Samenproduktion. Auch andere hormonelle Systeme passen sich dem Fasten bzw. Hungerzustand an. Zum Beispiel werden weniger Schilddrüsenhormone produziert, um den Stoffwechsel auf einem so niedrigen Niveau wie möglich zu halten.

Wenn irgendwann alle Reserven erschöpft sind und auch die Sparmechanismen nicht mehr ausreichen, um dem Körper die notwendigen Energien und essentiellen Fettsäuren und Aminosäuren zur Verfügung zu stellen, kommt es zum Abbau von Eiweißen aus lebenswichtigen Organen mit den entsprechenden Störungen. Beispielhaft sei eine Atrophie des Gehirns genannt. Dadurch können sich die in der Persönlichkeit der Magersüchtigen liegenden Verhaltensweisen verstärken, so daß aus Übergenauigkeit Perfektion, Zwang und ein starres Verhalten und aus der eher gleichmütigen Stimmung Depression und Angst werden. Sollten zur Beruhigung oder um das Hungergefühl zu unterdrücken, bzw. um den Stuhlgang zu fördern, regelmäßig nun auch noch Beruhigungsmittel, Abführmittel oder Entwässerungstabletten eingenommen worden sein, so verstärkt das die schweren Folgen des Hungerzustandes. Schwerste Störungen im Elektrolythaushalt können die Anpassung gefährden, so daß ein körperlicher Zusammenbruch droht, der dann relativ plötzlich erfolgen kann (s. auch Kap. „Folgen des Untergewichts").

Abbau von Eiweißen aus lebenswichtigen Organen

Auch bei Adipösen oder bei Normalgewichtigen mit Bulimien, die ja ebenfalls von der Sehnsucht nach einem schlanken Körper beherrscht sind und eine Diät beginnen, laufen ähnliche Anpassungsmechanismen ab. Im Gegensatz zum Magersüchtigen sind adipöse und bulimische Personen nicht über eine lange Zeit an den Mangelzustand adaptiert. Anfängliche Erfolge mit kurzfristigem Wohlbefinden motivieren immer wieder zu Diäten. Dieses intermittierende Diätverhalten, gefolgt vom Überessen, führt zu einer Veränderung der Aktivität von nervalen Überträgerstoffen im Gehirn, die wiederum einen Einfluß auf die hormonelle Steuerung, insbesondere auf die Insulinproduktion und -wirkung ausüben.

Wenn den ganzen Tag über gehungert wird, ist am Abend der Insulin-Blutspiegel sehr niedrig, wodurch ein intensives Hungergefühl und zwanghaftes Suchen nach Nahrung bedingt sind. Die Gedanken müssen nur noch um das Essen kreisen, Nahrungsmittel werden überall gesehen. Zeigt man einer hungrigen Person ein Foto, auf dem Nahrungsmittel zwischen anderen Gegenständen versteckt sind, dann wird sie zuerst die Nahrungsmittel sehen. Zeigt man ein solches Foto einer nichthungernden Person, so werden die Nahrungsmittel evtl. auch genannt, aber nicht häufiger als andere Dinge. In solcher Verfassung muß ein besonderer Heißhunger auf Kohlenhydrate entstehen, das ist ein biologisch angelegter Schutzmechanismus des Körpers, welcher das Überleben sichern soll. Dies läßt sich auch in Tierexperimenten zeigen. Der erste Bissen muß dann zum Verhängnis werden, weil die plötzliche Erhöhung des Blutzuckerspiegels ungenügend über die Insulinantwort abgefangen werden kann, wenn dieses sich wiederholende Diätverhalten über einen längeren Zeitraum praktiziert wurde. So kommt es, daß kohlenhydratreiche Nahrung einen Freßanfall verstärkt, bzw. auslöst.

Heißhunger auf Kohlenhydrate

Dieser Mechanismus wird begünstigt durch eine Verminderung bzw. Verschiebung im Stoffwechsel von Vorstufen lebenswichtiger Aminosäuren, welche für die Funktion der Nervenüberträgerstoffe von Bedeutung sind. Sowohl bei der Magersucht wie bei der Bulimie finden sich Hinweise auf einen veränderten adrenergen und serotonergen Stoffwechsel. Adrenalin und Serotonin sind Überträgerstoffe im zentralen Nervensystem. Bei erniedrigtem Serotoninspiegel ist der Freßanfall eine Art Selbstmedikation, welcher die negativen Folgen der niedrigen Serotoninaktivität ausgleichen soll. Serotonin ist einer der wichtigsten Überträgerstoffe im Gehirn für alle emotionalen und geistigen Funktionen, besonders wichtig für eine ausgeglichene Stimmungslage. Schwere psychiatrische Erkrankungen, z. B. endogene Depression, sind gekennzeichnet durch Veränderungen in diesem Serotoninstoffwechsel. Serotoninmangel macht Schlafstörungen, schwere Depressionen und Angstzustände. Appetitzügler enthalten Stoffe, welche die Serotoninwirksamkeit bremsen.

Im einzelnen sind die durch das Fasten und die intermittierende Diät hervorgerufenen Veränderungen im Hirnstoffwechsel noch nicht voll aufgeklärt. Es kann aber als sicher gelten, daß biologische Adaptation und Folgen des Hungers zu Veränderungen führen, welche den biologischen Mechanismus der Sucht darstellen. Natürlich sind weder Nahrungsmittel noch der Entzug von Nahrungsmitteln allein so etwas wie eine „Droge", aber die

Biologischer Mechanismus der Sucht

provozierten Stoffwechselveränderungen wirken letztendlich ähnlich wie eine „Droge", die einen Suchtmechanismus in Gang gesetzt hat.

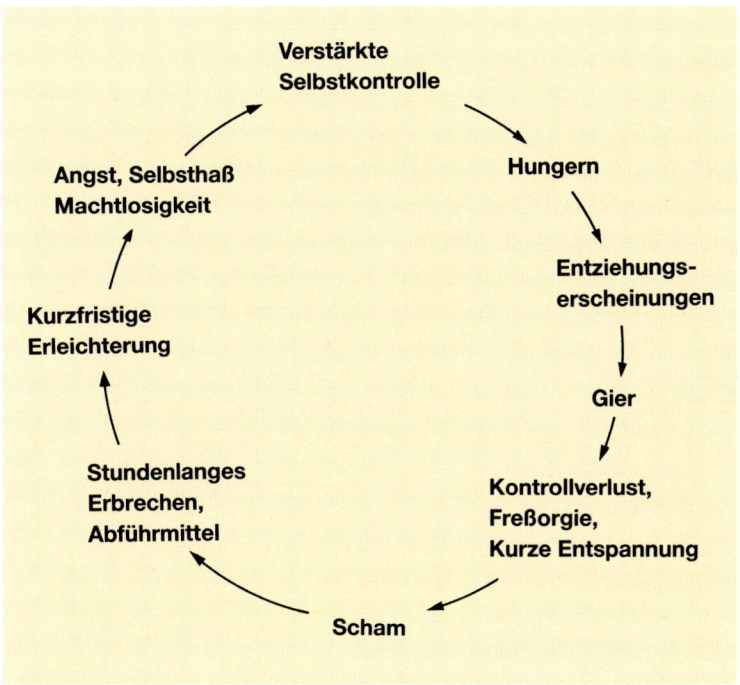

Abb. 14 **Chronische Bulimie:**
Der bulimische Zirkel Hungern → Freßanfall → Hungern führt zu einer Stoffwechselumstellung, die Entziehungserscheinungen hervorruft, wenn die „Droge" Essen nicht zugeführt wird.

Körperliche Folgen und Risiken chronischer Eßstörungen

Folgen des Untergewichts

Folgen der Unterernährung

Ein extrem unterernährter Körper bedingt eine trockene Haut, eine feine flaumartige Behaarung (Lanugo), kleine punktförmige Blutungen in der Haut, Wassereinlagerungen in den Beinen, später in den Gelenken, niedrige Pulsfrequenz und einen niedrigen Blutdruck, Darmträgheit und Ausbleiben der Regelblutung bei Frauen sowie fehlende Potenz bei Männern. Laboruntersuchungen weisen im Blut eine Verminderung des Gesamteiweiß, der weißen und roten Blutkörperchen und Blutblättchen sowie eine Erhöhung bestimmter Fettstoffe z. B. des Cholesterin auf, da der Körper für seinen Energiebedarf Fettstoffreserven verstärkt mobilisiert. Der Blutzuckerspiegel ist so niedrig, daß, wäre er nicht Folge einer langfristigen und schrittweisen Adaptation, es zur sofortigen Ohnmacht führen müßte. Es verwundert nicht, daß geistige wie körperliche Leistungsfähigkeit extrem eingeschränkt sind, was sich u. a. in verringerter Konzentrationsfähigkeit zeigt. Die Computertomographie zeigt nach jahrelanger Magersucht eine Atrophie der Großhirnrinde. Enzyme der Leber und der Bauchspeicheldrüse können leicht erhöht sein, was den Anlaß zur Fehldiagnose einer Leber- oder Bauchspeicheldrüsenentzündung geben kann. Später werden auch andere meßbare Bestandteile des Blutes, wie Harnsäure, Kreatinin und Harnstoff an die Grenze zum Pathologischen kommen. Magen- und Darmentleerung sind so verzögert, daß Völlegefühl hervorgerufen wird. Es besteht eine erhöhte Infektanfälligkeit, da aufgrund des Mangels an Eiweißen und essentiellen Aminosäuren das Abwehrsystem des Körpers

Erschöpfung aller körperlichen Reserven

schwer geschädigt wird. Entzündung der Speicheldrüsen sind dafür ein Zeichen, nur vergleichbar mit Speicheldrüsenentzündungen von Schwerstkranken und Sterbenden. Die Ableitungen der Herzstromkurve und der Hirnstromkurven (EKG, EEG) zeigen ein krankhaftes Bild, besonders wenn ausgeprägte Elektrolyt- und Mineralstörungen bestehen (als Folge von Erbrechen, Abführmittelmißbrauch oder Nierenstörungen). Tabletten- und

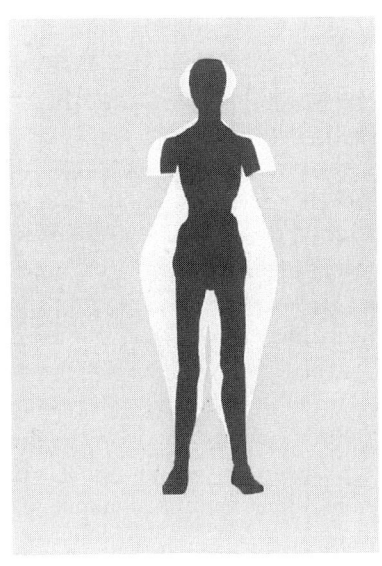

Abb. 15 *Die fastende Person erlebt ihren Körper dicker als er wirklich ist. Diese Wahrnehmungsverzerrung nennt man „Körperschema-Störung."*

Alkoholmißbrauch sowie häufige bulimische Anfälle können auch Anfälle mit Bewußtlosigkeit hervorrufen, zumindest wenn eine Vorschädigung bestand. Bemerkenswert sind auch die Veränderungen der Hormonausschüttung, welche dem Muster von Kindern entspricht. Die Sexualhormone und die übergeordneten Steuerungshormone aus der Hypophyse (LH, FSH) sind ebenso reduziert wie die Schilddrüsenhormone. Der Spiegel der Wachstumshormone im Blut kann wieder erhöht sein und der des Prolaktins erniedrigt. Die vom Zwischenhirn gesteuerte Wärmeregulation pegelt sich auf eine erniedrigte Körpertemperatur ein, dies führt zu blauen Armen und Beinen, zu häufigem Zittern, Frieren und Gänsehaut. Das von der Nebennierenrinde gebildete Kortisol ist als Zeichen chronischen Stresses erhöht. Der Umsatz der Überträgerstoffe im zentralen Nervensystem, der sog. Neurotransmitter, wie Noradrenalin und Serotonin, ist verringert. Die Folge sind Depression und Persönlichkeitsveränderungen, z. B. müssen verschiedenste Rituale ausgeführt werden, um innere Sicherheit zu erlangen, wie ständiges Waschen, Berühren von bestimmten Gegenständen usw.

Als „Körperschema-Störung" wird eine Veränderung der Wahrnehmung bei Magersüchtigen bezeichnet, wodurch die Betroffene sich viel dicker wahrnimmt als sie in Wirklichkeit ist, wenn sie z. B. in den Spiegel schaut. Gibt man chronisch Mager-

„Körperschema-Störung"

süchtigen den Auftrag, mit Hilfe einer Apparatur, ein Foto ihres Körpers so zusammen- oder auseinanderzuschieben, daß das Maß eingestellt wird, das ihrem gegenwärtigen Aussehen entspricht, so wird deutlich, daß Magersüchtige ihr Aussehen sehr stark überschätzen (siehe Abb. 15). Dies ist keine Folge einer Stoffwechselveränderung oder Funktionsstörung des Gehirns, sondern Ausdruck des Bemühens, an dem Idealbild des Schlanken festzuhalten. Unsere Wahrnehmung ist nichts Objektives, sie ist im sozial erwünschtem Sinne beeinflußbar, sie ist subjektiv. Frauen, die unbedingt schlank sein wollen, unterschätzen besonders ihre Hüften, weil sie fürchten, dort zu dick zu sein, Männer, die sich sportlich wünschen, überschätzen die Breite ihrer Schultern. Frauen die von ihrer Schwangerschaft erfahren haben und sich über die Schwangerschaft freuen, sehen bei anderen Frauen auf der Straße

Soziale Einflüsse auf unsere Wahrnehmung

sehr schnell, ob sie evtl. schwanger sind. Unsere Wahrnehmung ist also von sozialen Einflüssen gesteuert.

Alle geschilderten Veränderungen normalisieren sich, wenn der Zustand der Unterernährung nicht mehr besteht, auch wenn er jahrelang bestanden hatte. Die Monatsblutung kommt erst wieder, wenn über mehrere Monate mindestens 80 % des Idealgewichts bestanden, manchmal dauert es Jahre, nicht immer kann die Betreffende dann schwanger werden (s. Kap. „Therapie oder der Kampf mit der Waage").

Folgen bulimischen Eßverhaltens

Durch das Erbrechen gelangt Magensäure in die Speiseröhre, Rachen und Mundraum und führt zu Verätzungen der Schleimhaut und zerstört den Zahnschmelz. Karies und Vereiterungen der Zähne führen zu Zahnverlust, wenn der Zahnarzt diese Erkrankung nicht kennt und die Patientin ihr ständiges Erbrechen verschweigt. Wunde Mundwinkel und Lippen können darauf hinweisen. Durch das häufige Erbrechen kann es zu einer Überdehnung des Verschlusses zwischen Magen und Speiseröhre kommen, so daß der Rückfluß der Magensäure auch zu Verätzungen der unteren Speiseröhre führt. Die Magensäure kann auch die Ausgänge der Speicheldrüsen im Mund verätzen, so daß es zu Schwellungen und Entzündungen kommt, die fast so aussehen, als hätte die Erkrankte Mumps. Durch das Erbrechen verliert der Körper im Magensaft vorhandene Elektrolyte, wie Kalium, Chlorid, Kalzium und Natrium, welche eine Voraussetzung für ein konstantes inneres Milieu im Blut sind, das für alle Stoffwechselprozesse von entscheidender Bedeutung ist. Der Körper versucht, diese Störungen zu regulieren. Wenn das Erbrechen aber mehrfach am Tage stattfindet, kann die Regulationsmöglichkeit überfordert sein. Geht zu viel Magensäure verloren, so erhöht sich der pH-Wert im Körper, dieser Zustand wird Alkalose genannt und führt zu Schwäche und Müdigkeit. Bei stärkerer Alkalose kommt es zu Temperaturregulationsstörungen, Unruhe, Angstgefühlen, Schlafstörungen und Kopfschmerzen, zu Zuständen, die die Frauen als *Entziehungserscheinungen* fürchten. Der Kaliumverlust beim Erbrechen kann auch zu Muskelkrämpfen, Muskelschwäche und leichten Lähmungserscheinungen sowie zu Nierenfunktionseinschränkungen und Störungen im Herz-Reizleitungssystem führen. Die Herzstromkurve (EKG) und der Puls werden unregelmäßig, im Extrem kann ein Herzstillstand eintreten. Der erniedrigte Kaliumspiegel im Blut verstärkt die Darmträgheit und die allgemeine Muskelschwäche. Als vermeintliche Abhilfe werden von den Betroffenen Abführmittel eingenommen. Diese wiederum beschleunigen die Darmpassage, wodurch nicht nur Nährstoffe, sondern ebenfalls Minerale und Elektrolyte verlorengehen. Anders als beim Erbrechen sind es Basen, wodurch der pH-Wert des Körpers sich ausgleichen kann. Bei extremem Abführmittelmißbrauch, ohne gleichzeitiges Erbrechen, kann es zu einer Übersäuerung des Blutes kommen. Chronischer Abführmittelmißbrauch führt zur Unfähigkeit des Darmes, sich ohne äußere Stimulation zu kontrahieren, so daß die Dosis gesteigert werden muß. Manche müssen 40−50 solcher Tabletten einnehmen. Die ungenügende Aufnahme von Nährstoffen führt ebenfalls zu einem Eiweiß- und Vitaminmangel, dessen Folgen trockene Haut, Haarausfall und stumpfes Haar sind, im schlimmsten Falle Nachtblindheit und Gerinnungsstörungen. Nierenschäden verstärken die Kaliumverluste, wodurch die bereits genannten Störungen zunehmen (s. Abb. 13).

Auch entwässernde Medikamente (Diuretika) werden häufig eingenommen, um den Wassereinlagerungen aufgrund des Eiweißmangels entgegenzuwirken, oder schon von Erkrankungsbeginn an, um das Abnehmen zu erleichtern (bevorzugt Personen, die Zugang zu solchen Medikamenten haben). Ihr Gebrauch führt

Schwäche und Müdigkeit durch Alkalose

Eiweiß- und Vitaminmangel

durch Wasserausscheidung nur zu einer scheinbaren Gewichtsabnahme, aber ebenfalls zum Kalium- und Säureverlust. Nierenschäden können die Folge sein.

Wirkung der Appetitzügler

Um dem nagenden Hungergefühl zu entgehen, versuchen die Betroffenen Appetitzügler einzunehmen. Deren Wirksamkeit beruht auf der Beeinflussung von Stoffwechselvorgängen der Nervenüberträgerstoffe im Gehirn, deshalb führen sie rasch zur Sucht und zu Veränderungen der Aufmerksamkeit, der Konzentrations- und Leistungsbereitschaft. Anfänglich werden sie stimulierend erlebt, aber schon bald folgen Müdigkeit und Leistungsminderung. Deshalb werden sie in erhöhten Mengen eingenommen, wodurch sie die bereits genannten Folgeschäden der Bulimie oder der Magersucht verstärken. Schwerste Depressionen oder andere geistige Störungen können dadurch ausgelöst werden, besonders wenn eine erbliche Veranlagung für diese Erkrankungen vorliegt.

Auch die Freßanfälle selbst haben Folgen. Sie überdehnen die Magenwand, es sind Fälle beschrieben, wonach die Magenwand nach einem solchen Freßanfall geplatzt ist. Es kommt dann zu schwer beherrschbaren Infektionen im Bauchraum, welche eine sofortige Operation notwendig machen. Auch Verletzungen der Speiseröhre durch Gegenstände, mit deren Hilfe Erbrechen ausgelöst werden sollte, wie Kochlöffel, sind bekanntgeworden.

Kontrollverlust im Freßanfall vorprogrammiert

Der ständige Wechsel zwischen sehr niedrigem Blutzuckerspiegel beim Fasten und einem extremen Anstieg durch die erhöhte Kalorienzufuhr im Freßanfall kann zur Fehlsteuerung der zentralen Steuerungsmechanismen für Hunger und Sättigung führen, so daß dann der Kontrollverlust des Freßanfalls vorprogrammiert ist. Schon eine kleine Zufuhr von Kohlehydraten löst dann einen rauschartigen Freßanfall aus, vergleichbar mit der Wirkung von Drogen. Nicht das Essen selbst ist die Droge, sondern die durch den Blutzuckeranstieg ausgelöste dysfunktionale Regulation bewirkt den Kontrollverlust.

Folgen des Übergewichts

Folgen von Übergewicht

Ausgeprägtes Übergewicht bringt medizinische und soziale Probleme mit sich. Die allgemeine Leistungsfähigkeit kann vermindert sein, und es treten Folgekrankheiten auf, wie Bluthochdruck, Arteriosklerose, Gicht und die Zuckerkrankheit. Gallenblasenerkrankungen, verminderte Lungen- und Leberfunktion sowie Gelenkentzündungen finden sich besonders häufig bei Übergewichtigen. Stimmungsveränderungen, wie Depressionen, sind nicht so regelhaft an das Übergewicht gebunden wie in der Folge von Magersucht oder Bulimie, sondern sind abhängig von der inneren Einstellung zum Körper und zum Gewicht. Resignation, Isolierungsgefühl, Lebensüberdruß sind schwerwiegende psychische Störungen, die ernst genommen werden müssen, zeigen sie doch an, daß Enttäuschungen, Konflikte und Beziehungsstörungen nicht bewältigt werden können.

Therapie oder der Kampf mit der Waage?

Von einer Therapie wird erwartet, daß sie vorrangig Symptome beseitigt, deshalb werden Arzt oder Psychologe aufgesucht. Für Eßgestörte gilt dies nicht so linear, man kann im Gegenteil formulieren, daß Gewichtsveränderungen erst der zweite Schritt sind, soll wirklich eine Heilung erzielt werden. Freunde, Ehepartner oder Eltern raten dem Betroffenen, daß er zum Arzt gehen solle und erwarten von ihm, daß er spätestens nach einigen Monaten „das Eßproblem in den Griff gekriegt hat". Er oder sie bekommen dann zu hören „da machst du nun diese Therapie (oder da gehst du nun zu der Selbsthilfegruppe) und ißt trotzdem immer noch weiter (und brichst immer noch weiter oder bist immer noch so dünn)".

Auch die meisten Betroffenen kommen zur Therapie, um nun zu lernen, wie sie richtig essen sollen bzw. sie möchten weiter abnehmen und müssen erfahren, daß dies aus der Sicht der Therapeuten nicht das vordergründige Ziel der Behandlung ist. Auch wenn es sich unter den Betroffenen schon herumgesprochen hat, daß weiteres Abnehmen im allgemeinen nicht mit dieser Therapie verbunden sein soll, so erwarten doch alle zumindest konkrete Hinweise *wie, was, wann sie essen sollen.* Konfrontiert werden sie aber häufig mit der Frage, *warum sie essen und warum sie wann essen?*

Betroffene, Angehörige und Therapeut haben meist eine unterschiedliche Sicht auf die Ursachen und die Behandlungsmöglichkeiten für Eßstörungen, so daß in den ersten Begegnungen versucht werden muß, sich auf eine gemeinsame Sicht zu verständigen und die einzelnen Schritte und das endgültige therapeutische Ziel abzustecken. Es ist klar, daß *nur der Betroffene das therapeutische Ziel bestimmen kann.* Therapeuten können den Raum für die Therapie im stationären und ambulanten Bereich strukturieren, z. B. Gruppentherapien oder individuelle Therapie anbieten – mehr können sie nicht. Selbsthilfegruppen von Betroffenen können ein erster Anlaufpunkt sein, um die Isolierung zu überwinden. Sie schaffen in Informationsveranstaltungen und in regelmäßiger Gruppenarbeit einen Raum, wo über die tieferen Gründen für das Essen oder Essenverweigern gesprochen werden kann. Sie helfen auch bei der Suche nach geeigneter Therapie und ergänzen die therapeutischen Möglichkeiten sowohl im Vorfeld wie in der Nachbehandlung. Sie arbeiten manchmal mit Experten zusammen. Essen kann man nicht wie andere Suchtmittel vollständig aufgeben, *es geht darum, wieder das richtige Maß zu finden.* Die therapeutischen Angebote müssen die individuell auslösenden und die krankheitsverstärkenden Faktoren beachten. Je nach Erkrankungsbeginn, Dauer der Erkrankung und gegenwärtiger Lebenssituation (z. B. noch in der Familie oder in Partnerschaft oder isoliert allein lebend) sollte das therapeutische Angebot im Einverständnis mit dem Betroffenen, Eltern, den Partner oder Freunde einbeziehen. Immer muß auch die körperliche Situation beachtet und entsprechende Behandlungsnotwendigkeit abgewogen werden. Selten wird jedoch körperliche Therapie in den Vordergrund treten, wie bei lebensbedrohlichen Hungerfolgen.

Wieder das richtige Maß finden

Immer werden entsprechend den auslösenden Bedingungen sowohl körperliche wie psychische Behandlungsangebote erfolgen. Ein Süchtiger kann nicht *be*handelt oder *ge*heilt werden, durch wen auch immer, sondern *er heilt sich* durch seinen Entschluß, gegen die Sucht zu kämpfen. Die anderen können einen günstigen Raum schaffen oder durch falsches Verhalten, ihm seinen Kampf erschweren.

Einen wichtigen ersten Schritt tut er, wenn er sich eingesteht, süchtig zu sein, und sich entschließt, den Kampf aufzunehmen.

Eine Behandlung gegen den Willen des Betroffenen kann nicht erfolgreich sein − eine erduldete Behandlung auf Wunsch der Angehörigen mündet meist im Rückfall. Somit ist für den Ausgang der Therapie sehr wichtig, ein Bündnis zwischen Therapeuten und Betroffenem aufzubauen und Vertrauen zu erproben. Dies kann nicht unter Zeitdruck geschehen, es braucht seine Zeit.

Oft entsteht bei allen Beteiligten das Gefühl, daß man sich gegenseitig unter Druck setzt: Beim Betroffenen, weil er zunehmen, das Erbrechen oder Abführmittel aufgeben soll, bei den Therapeuten, weil sie Erfolge vorweisen sollen, bei den Angehörigen, weil sie empfinden, daß ihnen Schuld zugewiesen werde an der Erkrankung usw. Auch hier gibt es nur die Möglichkeit über das Erleben, Vorbehalte, Mißtrauen und Mißverständnisse miteinander zu reden.

Wenn ein therapeutisches Bündnis gelingt und man sich ver-

Eßverhalten langsam verändern

ständigt, daß die Bewältigung der angestauten Konflikte, das Fragen nach den Hintergründen und das Erproben neuer Lösungsmöglichkeiten, Zeit brauchen wird und nur langsam sich das Eßverhalten verändern kann, dann sind auch chronisch Erkrankte zu heilen.

Nach diesen einleitenden Bemerkungen sollen verschiedene therapeutische Strategien im Rahmen eines komplexen Behandlungsprogrammes skizziert werden.

Komplexe Behandlung

Unter komplexer Behandlung ist zu verstehen, daß die Überlegungen und therapeutischen Angebote sich sowohl auf die Verbesserung des körperlichen wie auf das seelisch und soziale Befinden richten.

Ambulant oder stationär

Die Behandlung ist ambulant oder stationär möglich. Sie kann als Einzelbehandlung oder als Behandlung in der Gruppe oder einer ganzen Familie stattfinden. Nicht selten haben Betroffene nacheinander verschiedene Therapieansätze mit Gewinn für sich genutzt. So wäre es denkbar, daß bei Erkrankungen zwischen dem 14. und dem 18. Lebensjahr Familientherapieangebote zu einer Symptombesserung führen und den Wunsch zu einer individuellen Psychotherapie wecken. Da eine Gruppe andere Erfahrungen als in einer Einzeltherapie ermöglicht, könnte nach individueller Psychotherapie in einer Frauenselbsthilfegruppe, in einer therapeutischen Gruppe oder einer Selbsterfahrungsgruppe weitergearbeitet werden. Auch individuelle Therapie bei einem Therapeuten und eine langfristige Familientherapie bei anderen Therapeuten können parallel verlaufen, da andere Zugänge gewählt werden.

Verbesserung des körperlichen Zustandes bei Magersucht

Die Grundproblematik

Die Metapher „friß oder stirb", so schreibt Renate in ihrem Tagebuch, treffe eigentlich ihre Grundproblematik. Sie ist wütend, weil „Erfolge" von den Therapeuten in Gramm-Gewichtszunahme bemessen würden, und Ausgang von der Station davon abhängig gemacht wird. Ihr Tagebuch läßt uns nachempfinden, wie schwer es ihr fällt, nur wenige Gramm zuzunehmen, weil Essen gegen ihren Willen sie hilflos mache, und sie sich verachte, wenn sie wie ein Puzzle funktioniere, d. h. den Wünschen nach Gewichtszunahme der Eltern und der Therapeuten ohne innere

Überzeugung folge. Aber sie schreibt auch, daß „Schocks", wie die Mitteilung körperlicher Befunde, welche auf die Nierenfunktionsstörung schließen lassen oder die Verlegung einer Mitpatientin auf die Intensivtherapiestation, ihr vielleicht helfen, weil sie dadurch zur Auseinandersetzung mit ihrer realen Situation gezwungen wird (s. S. 42)

> „... vielleicht helfen die Schocks ... Plötzlich stand gestern so überdeutlich vor meinen inneren Augen: Ich will gesund werden. Wichtig zu wissen, was ich nicht will: Mit dem Magenschlauch und einer furchtbaren Angst und Ungewißheit dasitzen ...".

Renate hatte erlebt, daß eine Mitpatientin wegen Lebensgefahr auf die Intensivstation verlegt werden mußte und über einen Magenschlauch ernährt wurde. Sie hatte das vereinbarte Gewichtsminimum unterschritten, für das zu Behandlungsbeginn eine Intensivbehandlung vereinbart wurde. Es ist die Regel, daß intensive medizinische Maßnahmen, wie Sondenernährung oder Infusionsbehandlung erst dann stattfinden, wenn es der Betroffene nicht schafft, durch Essen seinen Zustand zu bessern. Nur sehr selten werden Patienten in so bedrohlichem körperlichen Zustand stationär aufgenommen, daß sie gegen ihr Einverständnis mit lebensrettenden Maßnahmen, wie Sondenernährung oder Infusionsprogramm oder Medikamenten behandelt werden müssen.

Zu Therapiebeginn verhandeln Patient und Therapeut über Möglichkeiten, in welcher Zeit, welche Gewichtszunahme realisierbar scheint. Da sie durch die verzerrte Wahrnehmung ihres Körpers schon bei minimalster Gewichtszunahme sich wie aufgeblasen fühlen, sind schon kleine Gewichtszunahmen, wie z. B. 500 g in 10 Tagen wichtige Schritte. Wenn Eltern sich darüber dann ehrlich freuen und sagen, „das ist ja prima, siehst du, es ist doch gar nicht so schwer, in der nächsten Woche kannst du das Doppelte schaffen ...", dann rufen sie Entsetzen in ihrem Kind hervor, welches phantasiert, in einem Monat wie eine Tonne herumlaufen zu müssen. Sie teilen gleichzeitig auch mit, daß sie nicht akzeptieren wollen, wie schwer es ihnen fällt, sich einzufühlen, und daß sie in Wirklichkeit die Krankheit doch eher als etwas sehen, was mit dem Willen zu essen zusammenhängt als mit psychologischen Reifungsproblemen. Renates Tagebuch zeigt deutlich, daß es um Selbstachtung und Selbstbestimmung geht, und daß Eltern und Therapeuten daran gemessen werden, wieviel

Kleine Gewichtszunahme schon ein wichtiger Schritt

Verständnis sie für ihre Situation aufbringen oder ob sie vordergründig nur das Gewichtsproblem sehen. Oft habe ich gehört: „die anderen wollen bloß, daß ich wieder die brave Tochter werde wie früher, damit alles so weitergehen kann … meine Eltern wollen ihre Ruhe haben, die Schwestern brave Patienten, mein Erleben interessiert nicht … aber da können sie sich auf den Kopf stellen, nie werde ich wieder so funktionieren".

Behandlungs-verträge

Vereinbarungen zu Behandlungsbeginn, man nennt sie auch Behandlungsverträge, sollten so klar und so präzise wie möglich sein, denn dann können Betroffene, Angehörige und das therapeutische Team sich bei den unweigerlich kommenden Schwierigkeiten und Stolpersteinen daran halten. Die Gefahr ist geringer, im Zorn oder aus der Enttäuschung heraus ungerecht zu reagieren. Die Vereinbarung enthält, ob derjenige die Essenmengen allein bestimmt oder den Teller von Angehörigen oder einer Schwester zurechtgemacht bekommt. Ob er unter Aufsicht ißt, in welchen Zeitabschnitten er wieviel an Gewicht zunehmen will und bei welcher unteren Gewichtsgrenze entweder eine stationäre Fortsetzung der Behandlung stattfindet oder intensivere medizinische Behandlung notwendig wird. Wunschkost kann manchmal die ersten Schritte erleichtern, wenn akzeptiert wird, daß oft kalorienarme Mahlzeiten bestellt werden, ist aber aus medizinischer Sicht nicht notwendig. Bei schwersten Eiweißmangelzuständen muß auf eine Zusammensetzung der Kost geachtet werden, die den Mangel schrittweise beseitigt; generell sollte natürlich eine

Ausgewogene Ernährung an-streben

ausgewogene Ernährung angestrebt werden. Oft fällt es Patienten, die sich jahrelang vorrangig von Joghurt, trockenem Brot und Obst ernährt haben, sehr schwer, andere Nahrungsmittel zu akzeptieren, weil sie wahrscheinlich befürchten, dann nicht mehr aufhören können zu essen. Sie geben zu, daß sie meistens einen großen Appetit auf Süßes haben (müssen sie ja, weil der Blutzuckerspiegel so extrem niedrig ist), aber Süßigkeiten sowie Fett zu den „ungesunden" daher „verbotenen" Nahrungsmitteln gehören. Konkrete Informationen zu ihren körperlichen Folgeschäden, ihrer unzureichenden Ernährung, wie Veränderungen im Eiweiß- und Mineralhaushalt, niedriger Blutfarbstoff usw., können helfen, zu akzeptieren, daß sie Fleisch und Wurst wie ein verordnetes Medikament erst einmal essen müssen. Sie können dann die Verantwortung für das veränderte Nahrungsverhalten medizinischen Notwendigkeiten zuschreiben und haben scheinbar dann kein so schlechtes Gewissen, wenn sie von ihren Vorsätzen abweichen. Ich habe sowohl erlebt, daß Patienten sehr selbständig und sicher den Kostaufbau bestimmt haben, wenn sie sich erst einmal entschieden hatten, aber auch, daß erwachsene Frauen sehr hilflos waren und tagelang sich nicht entscheiden konnten, ob sie Nüsse an ihr Müsli machen dürfen. Manche erleben es als hilfreich, den Essenplan wöchentlich detailliert aufzustellen und zu besprechen und darüber Rechenschaft abzulegen, besonders dann, wenn ihre Hilflosigkeit so groß ist, daß sie das Gefühl haben, zu wenig persönlich geleistet zu haben, um ausgiebig essen zu dürfen (psychische Veränderung infolge des Hungerns). Da die Gewichtszunahme ängstigt, wird von den meisten das tägliche Wiegen als Bedrohung erlebt, aber nur wenige können von sich aus davon lassen, wenn sie es jahrelang betrieben haben. Aus meiner Erfahrung empfiehlt es sich, nur einmal wöchentlich beim Arzt zu wiegen und zu Hause die Waage in den Schrank zu stellen.

Der Kostaufbau

Die Patienten sollten immer die Chance bekommen, ambulant, im Rahmen einer Probebehandlung von 1−2 Wochen, zu überprüfen, ob sie in der Lage sind, selbständig an Gewicht zuzunehmen. Sie geben mit ihrem Körper eigentlich dann immer die Antwort, ob sie sich unter dem Klinikregime sicherer fühlen und lieber in der ersten Zeit die Verantwortung an das Team abgeben möchten, wenn sie nach der Probezeit auf die Waage gehen. Auch Patienten, die sich anfänglich sehr gegen eine klinische Behandlung sträubten, haben es meist akzeptiert, wenn ein weiterer Gewichtsverlust eingetreten war.

Häufig sind auf Stationen mehrere Magersüchtige, aber auch andere Eßgestörte, wie Bulimiekerinnen. Das kann sehr belastend sein, bis ein wirkliches Vertrauensverhältnis hergestellt ist und die Rivalität hinsichtlich Zuwendung vom Therapeuten überwunden wird. Meist werden diejenigen beneidet, die noch den schlechtesten körperlichen Zustand haben. Auf psychosomatischen oder psychotherapeutischen Stationen, welche große Erfahrungen in der Behandlung von Eßgestörten haben, können in gruppentherapeutischen Gesprächen diese Erlebnisse und Erfahrungen aufgearbeitet werden.

Gruppentherapeutische Gespräche

Das Entlassungsgewicht aus einer stationären Therapie sollte aufgrund der spezifischen Ängste realistisch gehalten sein und den Wünschen auf einen sehr schlanken Körper der Patienten entgegenkommen.

Bestimmung des Therapiezieles

Wenn Patienten sehr rasch zunehmen, um das Entlassungsgewicht zu erreichen und der stationären Behandlung zu entkommen, so kann man damit rechnen, daß sie bald rückfällig werden, deshalb ist die Bestimmung des *Therapiezieles* in Absprache zwischen Betroffenem, Angehörigen und Therapeuten eine sehr wichtige Frage.

Was geschieht, wenn in den vereinbarten Zeiträumen ein entsprechendes Gewicht nicht erreicht wird? Dann treten die zu Therapiebeginn gemachten Absprachen in Kraft: Der Betroffene kann nicht in den Ausgang gehen, nicht in den Urlaub, weniger Besuche empfangen und muß auf andere Wünsche verzichten, die ihm Freude machen würden. Natürlich wird er dadurch etwas unter Druck gesetzt, aber er hatte ja die Möglichkeit, die Situation in seinem Sinne positiv zu beeinflussen und der angestrebten Gewichtszunahme zugestimmt. Natürlich ist es das Wichtigste, darüber zu sprechen, warum es noch nicht gelungen ist, die Angst zu überwinden. Es kann wirklich mit der tiefen Angst vor einer zu schnellen Gewichtszunahme zusammenhängen, aber auch durch konkrete Enttäuschungen gegenüber dem therapeutischen Team, durch Verlassenheitsgefühle oder durch Wut auf sich selbst ausgelöst sein, überhaupt nachgegeben zu haben. Wichtig ist, daß der Betroffene begreift, daß alles, was während der Zeit der Therapie durch ihn mit Worten oder durch die Körpersprache ausgedrückt wird, auch einen Zusammenhang mit der gegenwärtigen Beziehung zu Angehörigen, Mitpatienten, Schwestern und Therapeuten hat. So kann er erkennen, auf welche Enttäuschungen oder Freuden er wie reagiert. Häufig muß die Zuverlässigkeit des Teams erst einmal überprüft werden. Wird der Therapeut sein Bemühen um Verständnis aufrechterhalten, wenn der Patient sich verweigert, oder wird er, wie die Eltern, dann die Absprachen brechen und doch mehr Druck ausüben? Aufgrund ihrer vielen negativen Erfahrungen und Selbstwertprobleme befürchten sie, daß auch der Therapeut sie nicht mag und akzeptiert. Wenn sie sich gezwungen sehen, Essen verschwinden zu lassen, müssen sie natürlich manchmal lügen. Auch das Erbrechen wird nur ungern zugegeben. Abführmittel werden eingeschmuggelt, heimlich Alkohol getrunken usw. Magersüchtiges Verhalten provoziert die Umwelt. Auch erfahrenen Ärzten und Schwestern fällt es oft schwer, sich nicht durch diese Patienten untereinander ausspielen zu lassen, wenn sie sich über einen beim anderen beklagen. Welch

Beziehungen zu Angehörigen, Mitpatienten und Therapeuten sind wichtig

Triumph, wenn der Therapeut mit seiner Macht droht wie die „bösen Eltern", gleichzeitig welche Enttäuschung und welche Traurigkeit, denn sie fühlen sich bestätigt, daß es der richtige Weg sei, wenn sie alle Zuwendung durch die Mauern des „Dornröschenschlosses" abwehren. Eine schwere Vertrauenskrise für beide Seiten bahnt sich an, wenn weiter an Gewicht verloren wird und ein lebensbedrohlicher Zustand entsteht, der zu intensivmedizinischen Maßnahmen verpflichtet. Sie sollten vom verantwortlichen Therapeuten persönlich durchgeführt und Verlegungen auf andere Stationen soweit wie möglich vermieden werden. Sind sie unbedingt notwendig, dann muß der enge Kontakt zum Therapeuten, der gerade in dieser Notsituation seine Verantwortung und Zuwendung aufrechterhalten muß, gewahrt bleiben. Es müssen dem Körper dann durch Magensonde oder durch Infusionen alle notwendigen Stoffe, wie Zucker, Eiweiße, lebensnotwendige Aminosäuren, Elektrolyte, evtl. Antibiotika und gerinnungshemmende Mittel zugeführt werden. Dazu muß Bettruhe eingehalten werden. Später wird dann auf orale Ernährung umgestellt, unter Aufsicht der Schwester gegessen. Ich habe immer wieder erlebt, daß unter akuter Lebensbedrohung die Kranken bereit waren, sich pflegen, füttern und versorgen zu lassen und wie ein Kind die Fürsorge wieder anzunehmen, als ob sie bis an den Rand des Todes gehen mußten, um den Widerstand gegen ihre Wünsche nach Versorgtsein zu lockern. In dieser Zeit bessern sich meist auch die Beziehungen zu den Eltern, weil beide Seiten über ihre Gefühle der Hilflosigkeit und der Liebe sprechen, sich wieder in den Arm nehmen und einen Neubeginn wagen können.

Intensivtherapeutische Maßnahmen

Angehörige, nicht selten auch Patienten, setzen Hoffnungen auf Medikamente, um die Krankheit schnell zu heilen. Das erinnert an Dornröschen, wo ja beim Aufwachen alles positiv war, ohne daß Dornröschen oder die Eltern etwas tun mußten. Manche formulieren, „wenn ich morgen aufwachen würde und ich wäre wieder normal, ich wäre zufrieden, ... aber nicht diese Zeit dazwischen, selbst die Verantwortung übernehmen müssen und zustimmen, daß das nun wieder alles anders und normal wird".

Man muß klar sagen, daß es keinerlei medikamentöse Hilfe gibt. Bei schweren Depressionen, Angstzuständen, Schlafstörungen können Psychopharmaka hilfreich sein, sie bringen aber keine Heilung. Sie können im Gegenteil bei ambulanter Gabe gefährlich werden, weil es zur Gewöhnung an Beruhigungs- und Schlafmittel

Medikamente bringen keine Hilfe

kommen kann. Gemeinsam mit Alkohol eingenommen, verschärfen sie die Sucht. Manchmal wird aus Unkenntnis der Hintergründe der Wunsch nach appetitssteigernden Medikamenten geäußert. Da die Magersucht kein Problem des mangelnden Appetits ist, sondern der Hunger mit allen Mitteln verdrängt und bekämpft werden muß, würden appetitsfördernde Medikamente die Krankheit nur verschlimmern.

Verlust der Monatsblutung

Der Verlust der Monatsblutung ist eine Anpassung an den körperlichen Mangelzustand, deshalb ist eine hormonelle Behandlung im allgemeinen nicht sinnvoll, sondern es muß darauf gewartet werden, daß nach Gewichtsnormalisierung sich die hormonellen Funktionen des Körpers wieder normalisieren. Wird über die Gabe der Anti-Babypille eine Abbruchblutung provoziert, die in Wirklichkeit keine echte Menstruation ist, so wirkt sie doch auf die Betroffenen wie eine Menstruation und gibt ihnen entweder eine falsche Sicherheit, daß es noch nicht so schlimm sei oder aber erhöht ihren Ekel vor allem was „mit solchen Schweinereien, mit Blutungen, mit Sexualität und all dem" zusammenhängt. Die Gewichtsnormalisierung muß für einige Monate mindestens 80 % Idealgewicht betragen, bevor eine Regelblutung wieder auftritt. Ehemals Magersüchtige können schwanger werden, meist allerdings erst einige Jahre nach dieser Erkrankung. Wenn vor Beginn der Magersucht bereits Störungen der Monatsblutungen aufgetreten waren, sie eventuell erst spät unter hormoneller Gabe auftraten, dann ist damit zu rechnen, daß nach der Erkrankung eine Schwangerschaft erschwert eintreten wird. Die Betroffenen sollten deshalb eine gynäkologische Spezialbehandlung aufsuchen, z. B. eine Infertilitätssprechstunde der Universitätskliniken.

Tod bei Magersucht

Magersucht kann tödlich verlaufen.

Untersuchungen von Patientengruppen 5 Jahre nach der Therapie berichten, daß 4−5 % der Erkrankten nicht mehr leben. Bei Untersuchungen 12−15 Jahre nach der ersten Therapie hat sich diese Zahl noch erhöht und liegt bei manchen Untersuchungen bei 15 %. Als Todesursachen werden am häufigsten Selbsttötungen berichtet, weil die Betroffenen durch ihre Isolierung und die schweren Störungen in den Beziehungen zu Angehörigen, ihr

Leben auf das Denken um Nahrung einengten, alle Hoffnung aufgaben, daß sie sich jemals wieder freuen oder unbefangen leben könnten. Viele der Betroffenen haben auch erleben müssen, daß ein Umschwung aus der asketischen Magersucht, die sie als Lebensideal ja vertreten, in die bulimische Form stattgefunden hat, wodurch sie sich besonders gedemütigt fühlten. Sie beendeten ihr Leben meist nach solchen bulimischen Anfällen.

Andere sind an den Folgen der Magersucht verstorben, meist in Kliniken, wenn die körperlichen Funktionen plötzlich zusammenbrachen. Todesursache sind Herzstillstand, Verbluten, infolge von Gerinnungsstörungen und Tod durch Infektionen.

Welche Chancen hat jemand, der an Eßstörungen erkrankt?

Es gibt einen ganz klaren Zusammenhang zwischen Behandlungserfolg und Zeitpunkt des Behandlungsbeginns. Je früher derjenige in Behandlung kommt, desto größere Chancen hat er, gesund zu werden, weil auch die Beziehung zu Freunden und Angehörigen noch nicht so belastet ist.

Behandlungserfolg – Behandlungsbeginn

Untersuchungen in aller Welt kommen zu ähnlichen Ergebnissen. Ein gutes Drittel bis die Hälfte der magersüchtigen Patienten können nach komplexer Therapie mit Nachbetreuung über einen längeren Zeitraum vollständig geheilt werden und ein normales glückliches Leben mit Kindern in einer Partnerschaft führen. Ein weiteres Drittel bleibt arbeitsfähig und in sozialen Kontakten erfolgreich, hat aber häufig Probleme in Partnerschaften, ist nicht frei von den Gedanken um Essen und kann seinen Körper und Sexualität nicht genießen. Ein knappes Drittel bleibt chronisch magersüchtig.

Verbesserung des körperlichen Zustandes bei Eßsucht und bei Eß-Brechsucht

Die Betroffenen meinen, daß ihre Probleme darin bestehen, daß sie sich überessen und daß sie weiter abnehmen müssen. Sie erwarten konkrete Diätberatung.

An die zugrundeliegenden emotionalen Probleme möchten sie

ungern rühren lassen. Es hat sie Überwindung gekostet, sich überhaupt einem Arzt oder Psychologen anzuvertrauen. Oft sind sie seit vielen Jahren in ärztlicher Behandlung wegen verschiedener körperlicher Störungen, ohne zu erwähnen, worum es sich eigentlich handelt. Sie sind resigniert und bezweifeln, jemals aus dem furchtbaren Kreislauf Hungern–Fressen–Brechen herausfinden zu können. Eine Hilfestellung, diesen Suchtzirkel zu durchbrechen, besteht darin, den Zusammenhang zwischen Hungern und Heißhungeranfällen herauszustellen. Es muß klar werden, daß es nicht möglich ist, durch Aufbieten aller Willenskräfte den abendlichen Freßanfall zu vermeiden, wenn doch jede Faser des Körpers hungrig ist, sondern daß dies nur gelingen kann, wenn am Tage

Tagsüber regelmäßige kleine Nahrungsmenge essen

regelmäßig eine kleine bis mittlere Nahrungsmenge gegessen wurde. Das steigert natürlich sofort die Angst, dabei zuzunehmen. Die klare Aussage ist unumgänglich, daß es nicht möglich sein wird, die Bulimie oder Eßsucht zu überwinden und gleichzeitig abzunehmen oder eventuell untergewichtig zu bleiben. In dieser Phase der Diskussion wird deutlich, daß ohne Ansprechen der lebensgeschichtlichen Hintergründe, die zum ständigen Manipulieren des Körpers auf ein falsches Schlankheitsideal hin zwingen, es den Betroffenen kaum möglich wird, ihre konstitutionelle Körperlichkeit zu akzeptieren und sich zu gestatten, etwas zuzunehmen. Zu fragen ist auch, welche Möglichkeiten außer Hungern und Erbrechen sie nutzen, um eine Figur zu halten, die ihnen gefällt. Regelmäßige Gymnastik führen (erstaunlicherweise) nur wenige aus. Da Hunger und Sättigungsgefühl schon lange nicht mehr erlebt werden, ist es nötig, zur geregelten Nahrungsaufnahme festgelegter Mengen zu ermutigen und detailliert die entsprechenden Erfahrungen zu besprechen. Im Kreise von Eßstörungstherapeuten gibt es dazu unterschiedliche Meinungen. Manche verweigern konkrete Gespräche über das Eßverhalten, weil dieses ja nur die Spitze des Eisberges, nur das Symptom sei, welches von allein schwinde, wenn die Hintergründe angesprochen würden. Nach meiner Erfahrung ist es aber notwendig, *zuerst den bulimischen Zirkel zu durchbrechen,* weil erst dann schuldfreier über die emotionalen Hintergründe gesprochen werden kann. Es ist eine sehr wichtige Erfahrung, daß es leichter fällt, sich gegen

Keine kohlenhydratreichen Nahrungsmittel vor dem Freßanfall

den Freßanfall zu wehren, wenn man nicht ganz ausgehungert nach Hause kommt, weil man am Tage bereits etwas gegessen hat. Kohlenhydratreiche Nahrungsmittel sollten keinesfalls gegessen werden, wenn man sehr ausgehungert ist, weil sonst ein Freßanfall ausgelöst werden kann (s. „Psycho-biologische Faktoren ...", S. 82). Die Betroffenen können mit Hilfe eines Bulimieprotokolls oder von Tagebuchaufzeichnungen erspüren, in welchen Situationen sie dem Drängen nach einem Freßanfall kaum widerstehen können und in welchen Situationen ihnen es doch gelingt. Dabei wird deutlich, daß es häufig abendliche Einsamkeit, Langeweile, Enttäuschungen, Erschöpfung sind. Interessante Begegnungen an Wochenenden, Besuch, der bei ihnen übernachtete, dem sie nicht auffallen wollten, lösten keinen Freßanfall aus. So erkennen sie, daß sie nicht hilflos ausgeliefert sind, sondern selbst Einfluß haben, und daß sie bereits Stunden vor dem Freßanfall entscheiden, ob „Es" wieder stattfinden wird. Sie entscheiden durch ihr Einkaufen und durch die Tagesgestaltung z. B. darüber, was sie in die Abende legen, ob sie Freunde besuchen oder ob sie Einladungen absagen. Die Selbstkontrolle durch Tagebücher oder Bulimieprotokolle hilft, sich Zusammenhänge zu vergegenwärtigen, die früher eher unbewußt blieben und verdrängt wurden, weil sie unangenehm waren. Natürlich kann es auch enttäuschend sein, immer wieder vermerken zu müssen, daß es zum Freßanfall kam, es zwingt jedoch dazu, zu fragen: „Warum gestern abend und nicht vorgestern abend? Wie war Ihr Empfinden, was haben Sie gedacht, bevor Sie zum Kühlschrank gingen? Was war anders als an den zwei Abenden, an denen Sie keinen Freßanfall hatten?" Negative Monologe, wie: „Ich schaffe es nie; ich breche sowieso, dann kann ich auch alles essen, was da ist ..." beherrschen das Denken. Meist lag es daran, daß es schwerfiel, regelmäßiger am Tage zu Essen. Wie bei Magersüchtigen, gelingt Normalisierung des Essens nur schrittweise.

Ein Widerspruch besteht, vom Therapeuten „Mittel" gegen die Sucht zu erwarten und gleichzeitig am krankheitsverursachenden falschen Schlankheitsideal festzuhalten. Manchmal kann eine solche Diskussion sich über Wochen hinziehen. Vielleicht wird auch dadurch die therapeutische Zuverlässigkeit überprüft. Erkennen der Zusammenhänge zwischen der negativen Haltung zu sich selbst, Lebensproblematik und gestörtem Eßverhalten und Akzeptanz, daß es sich um eine echte Sucht handelt, die zur Bewältigung von Problemen dient, sind wichtige Schritte. Es kann nicht darum gehen, die Freßanfälle so schnell wie möglich zu beseitigen! Wenn Therapeut und Betroffener zu dieser gemeinsa-

Bulimie-Protokoll

Selbstkontrolle

men Haltung kommen, löst sich auch der Zwang, dem Therapeuten „Erfolge" (wie in der Schule für die Eltern) vorzuweisen. Die Freßanfälle werden seltener, Schuldgefühle geringer.

Essenreize aus dem Sichtfeld

Anfänglich kann es hilfreich sein, die verführerischen Essenreize aus dem Sichtfeld zu beseitigen und gehortete Nahrungsmittel wegzutun, nur noch einzukaufen und bereitzuhalten, was wirklich an einem Tag gegessen wird. Besonders wichtig ist es, beim Einkaufen sich ehrlich einzugestehen, ob bereits in der Phantasie ein Freßanfall geplant wird und welche immer wiederkehrenden Gedanken dabei eigentlich auftreten, z. B. „es ist das letzte Mal" oder „diesmal werde ich es schaffen, ich werde nur die Hälfte davon essen" oder „es ist doch für andere, wenn meine Freundin kommt, dann muß doch was da sein" ...

Es sollte darüber gesprochen werden, wie Magendrücken durch Massage besser ausgehalten werden kann, ohne sich durch Erbrechen Erleichterung zu verschaffen und wie die Entziehungserscheinungen reduziert und ausgehalten werden können. Im Vergleich mit Alkoholikern und Drogensüchtigen sind die Entziehungserscheinungen relativ gering und kurzfristig und der Betroffene muß sich klarmachen, ob ihn seine Bulimie so quält, daß er sie wirklich überwinden will und dafür auch einige Abende und Nächte Schwitzen, Angstzustände, Schlafstörungen, Hautjucken, Zittern in Kauf nimmt oder nicht. Mit Medikamenten sind die Entziehungserscheinungen nicht abzufangen! Dies würde auch den Betroffenen in der Illusion wiegen, daß es gar nicht so schlimm sei mit der Sucht. Meist dauern solche Entziehungserscheinungen 2−3 Tage, unter der Voraussetzung, daß an diesen Tagen bereits früh und mittags normaler gegessen wurde. Bei Umstellung der Ernährung treten rasch Anfangserfolge auf, das motiviert, durchzuhalten, bzw. bei unausbleiblichen späteren Rückfällen, nicht sofort zu resignieren, weil der Mechanismus der Freßanfälle als Folge des Hungers durchschaut wurde.

Wenn Erbrechen, bzw. die Einnahme von Abführmitteln und Entwässerungstabletten aufhören, normalisieren sich die Stoffwechselvorgänge im Körper rasch, es sind keine zusätzlichen Behandlungen notwendig.

Eine Ausnahme bilden Karies und Zahnverluste als Folge von Säureschäden am Zahnschmelz. Manche Patienten leiden auch an schwersten Entzündungen der Schleimhäute. Durch einseitige Ernährung mit Nahrungsmitteln, wie säurehaltigem Obst, Obstsäften und Joghurt und durch extensives Zähneputzen nach dem Brechanfall wurde der Zahnschmelz angegriffen. Meist sind die Patienten in zahnärztlicher Behandlung und müssen sich Vorwürfe wegen mangelnder Mundhygiene machen lassen, obwohl sie besonders ausgiebig und besonders viel putzen, schon um ein Reinheitsgefühl im Munde nach dem Erbrechen wiederzuerlangen. Aber sie wagen ja nicht, dem Zahnarzt die wahren Gründe für die Zerstörung des Zahnschmelzes zu nennen, bzw. wenn sie es einmal versuchen, dann wird kaum der Zusammenhang zur Suchterkrankung Bulimie hergestellt, sondern der Hinweis gegeben, eben weniger zu essen, um nicht zu erbrechen. Wichtig ist, sich nach einem Brechanfall nicht die Zähne zu bürsten, sondern **Zahnpflege** den Mund mit einer alkalischen Lösung zu spülen und erst am nächsten Morgen zu bürsten, damit der angeweichte Zahnschmelz sich wieder etwas festigen kann. Gelingt es, das Brechen zu reduzieren oder völlig einzustellen, so können sich auch die Zähne nach der notwendigen Sanierung erholen.

Wirklich wieder unbefangen lachen zu können, ist ein stimulierendes Behandlungsziel. Eine Spezialsprechstunde von erfahrenen Zahnärzten bietet die Abteilung für Konservierende Stomatologie an der Charité in Berlin.

Tod bei Bulimie

Von den Betroffenen berichten viele über drängende Suizidimpulse oder durchgeführte Suizidversuche. Da Bulimie eine geheime Krankheit ist und erst in den letzten 10 Jahren in das Internationale Verzeichnis der Krankheiten aufgenommen wurde, gibt es keine Statistiken darüber, wieviele ihr furchtbares Geheimnis mit ins Grab nahmen, ohne je eine Selbsthilfegruppe oder Psychotherapeuten aufgesucht zu haben.

Das Risiko ist sehr hoch, in dem Kampf gegen die Sucht zu unterliegen, wenn der Ring des Schweigens nicht durchbrochen werden kann und dadurch jegliche Unterstützung fehlt.

Alkohol und Drogen betäuben die Ängste und Tristesse nur kurze Zeit, verschärfen die süchtige Abhängigkeit, verstellen den Weg zu anderen Menschen!

Körperliche Suchtfolgen sind als Todesursache unwahrscheinlich, selbst ein geplatzter Magen aufgrund der dauernden Magenüberdehnung kann nach chirurgischer Behandlung überlebt werden.

Selbstbeobachtungs-Protokoll

Woche vom   **bis**

Zeit Ort	Was ich gegessen habe	Gedanken und Gefühle **vor** dem Essen	Was könnte ich sonst tun, um mich besser zu fühlen?
Montag		
....		
Dienstag		
....		
Mittwoch		
....		
Donnerstag		
....		
Freitag		
....		
Sonnabend		
....		
Sonntag		
....		

Psychotherapeutische Angebote – „Ich möchte wissen, was in mir nicht funktioniert …"

In Gesprächen mit psychosomatisch ausgebildeten Ärzten, Psychologen oder Psychotherapeuten kann versucht werden, nach den Sehnsüchten, zu fragen. Dies kann in *Einzelgesprächen* oder in *Gruppengesprächen*, bzw. in Gesprächen mit der ganzen *Familie* geschehen. Welche Therapieform der Betroffene wählt, hängt **Therapieformen** sicher von den angebotenen Möglichkeiten ab, vom Erkrankungsalter und von der Erkrankungsdauer. Jahrelang erkrankte und schwer gestörte Patienten haben es leichter, wenn sie in der Beziehung zu einem Therapeuten die ersten Schritte zur Selbstreflexion machen und wieder Vertrauen zu sich finden, bevor sie sich einer Gruppe anvertrauen können. In der Psychotherapie wird versucht, zwischenmenschliche Erfahrungen zu ermöglichen, die aus den verschiedensten Gründen in der Lebensgeschichte des Betroffenen zu kurz kamen, z. B. daß Sympathie nicht verlorengeht, bloß weil ein Gefühl von Ärger und Enttäuschung geäußert wird. Die Betroffenen erfahren, daß eine Autoritätsperson nicht verlangt, daß alle Gefühle geschluckt werden und man zu funktionieren hat, wie früher in seiner Kindheit oder, daß Ablehnung einzelner Wünsche nicht die Ablehnung der Person bedeutet. Immer stellt sich in der Beziehung zwischen einem, der Hilfe erwartet und deshalb über seine Geschichte und sein Erleben spricht, und einem, der zuhört und emotionale Rückmeldungen gibt, ein Beziehungsgeflecht her, in welches Erfahrungen aus der Kindheit des Erkrankten eingehen. Er *überträgt* Erfahrungen, Wünsche und Erwartungen, die er gegenüber den Eltern hatte, auf seinen Therapeuten. In einer solchen Beziehung, wenn sie vertrauensvoll ist, können Erfahrungen nachgeholt werden, die in gestörten Eltern-Kind-Beziehungen nicht möglich waren. Ängstigendes und Verdrängtes kommen wieder in Erinnerung, werden angesprochen und sind dadurch eher anzunehmen. Veränderungen bahnen sich deshalb an, weil die Sicht auf die Vergangenheit realistischer wird. An den Eltern werden dann eben nicht nur ängstigende, bedrohende, sondern auch liebevolle und verständnisvolle Züge wahrgenommen, ihr Verhalten auch als Ausdruck eigener

Lebensprobleme und Schwächen anerkannt, wodurch sie nicht mehr so idealisiert und überhöht erlebt werden. Einblick zu bekommen und sich einzugestehen, daß die Symptomatik, auch bewußt als Machtinstrument gegenüber den Eltern eingesetzt war und ist, hilft, diese Form der Machtausübung aufzugeben und neue Formen zu erproben, um sich durchzusetzen und Anerkennung und Selbständigkeit zu erringen. Es läßt sich schwer schildern, was zwischen Therapeut und Klient im Gespräch vor sich geht.

Gesprächsthemen: Distanz und Nähe

Die Gesprächsthemen orientieren sich an der Lebensgeschichte des Klienten und berühren die für alle Menschen wichtigen Beziehungen zu den Eltern und zu Geschwistern, erste sexuellen Erfahrungen und eventuelle Enttäuschungen und Probleme, Ängste und Erwartungen an Partnerschaft, Umgang mit beruflichen Konflikten, Umgang mit Personen des gleichen oder des anderen Geschlechts, also *Probleme von Rivalität, Durchsetzung, Anpassungsfähigkeit, Unterordnung, Abhängigkeit*. Kernthemen sind immer die Angst vor zu großer Distanz und vor zu großer Nähe, Wünsche nach Geborgenheit und Umsorgtwerden und Ängste vor Unselbständigkeit und Abhängigkeit, wenn das Umsorgen in Bevormundung endet.

Wie kann derjenige sein eigenes Maß finden, um zufrieden zu leben, selbst Einfluß auszuüben und nicht abhängig von anderen sein zu müssen? Dabei sind Gewichtsveränderungen bzw. die Häufigkeit der Freßanfälle wie ein Seismograph anzusehen, der anzeigt, wie diese innere Auseinandersetzung abläuft, wann die Knoten gelöst werden. Denn es sind eine ganze Menge Knoten in das Lebensgarn gekommen, die nicht so leicht zu entwirren sind, manche müssen wie der Gordische Knoten vom Klienten irgendwann einmal durchhauen werden.

Renates und Annemaries Tagebücher geben uns einen Einblick in diese Prozesse. Sie möchten wissen, was in ihrem Kopf nicht funktioniert und haben gleichzeitig doch große Angst – Vor-dem-ganz-nach-innen-schauen. „Man erkennt doch wohl die Wahrheit nur so weit, wie man sie verkraften kann" schreibt Annemarie.

Eine Gruppe Gleichbetroffener kann da Sicherheit bieten. Brigitte sagte: „Magersuchtsgruppe, das war die einzigste Überlebenschance für mich." In einer Gruppe Gleichbetroffener werden Schuld und Scham geringer, weil das „Geheimnis" verlorengeht.

Erfahrungen gleichen sich

Wenn alle ihren Lebensbericht erzählen wird deutlich, wie sich die Erfahrungen gleichen. Das setzt eine Lawine von Erkenntnissen in Gang, Sympathien ja Geborgenheit. Es fällt leichter, eigenes Fehlverhalten, Ängste, aber auch Haß, Wut, Machtverhalten ohne Schuldgefühle zu akzeptieren, wenn die gleiche Problematik beim anderen gesehen wird. Die anderen sind hilfreich wie die Sicht in einen Spiegel. In einer Gruppe fühlt sich der Einzelne auch gegenüber dem Therapeuten geschützt und nicht so abhängig. Es findet zwar auch eine Übertragung statt in dem Sinne, daß Erwartungen und Wünsche an die Therapeuten wie an die Eltern gerichtet werden, aber das Abhängigkeitsgefühl ist nicht so groß, kann man doch gemeinsam über den abwesenden Therapeuten schimpfen und herziehen und Ärger, Enttäuschung und andere aggressive Gefühle eher entladen.

Es gibt Kliniken mit jahrelangen Erfahrungen in der Behandlung von Eßstörungen, in denen Gruppentherapien im Vordergrund der Behandlung stehen, entweder nach Symptomatik zusammengesetzt, d. h. Gruppen, in denen nur magersüchtige oder bulimische und eßsüchtige Frauen und Männer behandelt werden, oder symptomgemischte Gruppen. Es kann schon eine Magersüchtige sehr erschrecken, wenn in ihrer Gruppe als personifizierte Voraussage all dessen, was sie befürchtet, eine dicke Bulimiekerin ist, oder diese sich gepeinigt fühlen durch das schlanke Bild, dessen was sie nie erreicht hatte. Wenn sich jedoch die Gruppenmitglieder kennengelernt haben und die Tage gemeinsam verbringen, lösen sich diese Ängste, weil gemeinsame Wurzeln für ihre Reaktionen, die ja so unterschiedlich nicht sind, deutlich werden: *Das Problem, das Maß zu finden, mit den Wünschen nach Genuß umzugehen, sich etwas zu gestatten oder total zu verbieten.*

Die Ängste lösen sich

Die Gewichts- und Eßproblematik spielt in den Gruppengesprächen keine (große) Rolle, entsprechende Behandlungsvereinbarungen werden in der Regel so gehandhabt wie sie von mir im vorangehenden Kapitel beschrieben wurden.

Ziel der Gruppentherapie ist eben nicht, daß am Ende alle sich bei einem mittleren Gewicht treffen, die Dicken abgenommen haben und die Dünnen zugenommen, sondern Ziel ist, sich und die eigene Körperlichkeit besser annehmen zu können und zu lernen, auf Belastungen, Konflikte, Enttäuschungen nicht regelhaft mit Eßstörung zu reagieren.

Gruppentherapien dauern zwischen 6 Wochen und 3−4 Monaten und sollten in eine 1−2jährige Nachbehandlungsphase in der

Gruppe münden. Die Krankenkassenregelungen lassen dies im allgemeinen kaum noch zu, so daß fast immer ein Wechsel zwischen stationären und ambulanten Therapeuten stattfinden muß.

Eßstörungen signalisieren Lebensprobleme

Man muß davon ausgehen, daß Eßstörungen, weil sie als Spitze des Eisberges Lebensprobleme signalisieren, erst dann geheilt sind, wenn derjenige in der Lage ist, andere Bewältigungsmöglichkeiten zur Lösung seiner Probleme einzusetzen. Das kann bedeuten, daß er „ein dickeres Fell" sich zulegt, d. h. seine Kränkbarkeit und einen aus Unsicherheit geborenen Wunsch auf überstarke Anerkennung und Liebe relativieren kann oder, daß er seine Rechte besser einfordern und durchsetzen und Kränkungen und Enttäuschungen auch besser ertragen lernt. Zu solchen Überlegungen kommt in ihrem Tagebuch Annemarie auch ohne therapeutische Gespräche, allerdings brauchte es fast 23 Jahre bulimischer Lebenserfahrung.

Stimmungen und Empfindungen ausdrücken

Es fällt schwer, über sich zu sprechen, aus Scham, weil es ungewohnt ist, weil Zweifel bestehen, was überhaupt interessiert, weil man sich selbst nicht leiden kann und deshalb auch ungern über sich spricht. Es tut weh, Wunden aufzureißen, oft ist es leichter, durch *Zeichnen* und *Gestalten* mit verschiedenem Material Stimmungen und Empfindungen auszudrücken. Aus dem Unbewußten kommen die Themen bei freiem Gestalten, sie können in der Gruppe oder mit Therapeuten interpretiert werden, „so habe ich das noch gar nicht gesehen". Wenn Eßgestörte ihren Körper zeichnen, fehlt manchmal das Gesicht oder der Bauch. Schenkel und Brüste haben andere Farben, sind zu klein oder zu groß geraten und fehlen einfach. Es fällt schwer, den Körper darzustellen. Als „nonverbale Therapien", als Darstellung der Probleme ohne Worte, können Zeichnungen, Pantomime, Bewegen nach Musik, der Umgang mit den Orff'schen Musikinstrumenten (wozu keine musikalischen Kenntnisse notwendig sind) helfen, das Erleben zu verstehen, Ängste, Erwartungen und all das, was weggedrängt werden soll, auszudrücken. Als sei ein Damm gebrochen, entfaltet sich manchmal eine wunderbare Kreativität. Vergleicht derjenige seine Zeichnungen über einen längeren Zeitraum, so wird er feststellen, daß Farben, Ausnutzung des Raumes, Größe von Personen sich ändern, daß die Bilder sehr deutlich die innere Befindlichkeit spiegeln. Dies sind nur einige Beispiele, wie die Schau nach innen angeregt werden kann, die Tagebücher von Annemarie und Renate sprechen für sich.

Entspannungsverfahren und Meditation erlauben einen anderen Zugang zum Körper, besonders wenn sie neben dem Ziel der allgemeinen Entspannung sich auf die Wahrnehmung der einzelnen Körperteile konzentrieren. Autogenes Training, progressive Muskelrelaxation, konzentrative Entspannung können zwar auch mit Hilfe von Büchern erlernt werden, es fehlt dann aber der zwischenmenschliche Kontakt zur Gruppe mit ihren differenzierten Rückmeldungen. Da Entspannung Eßgestörten sehr schwer fällt, kann beim selbständigem Erlernen genau das Gegenteil erreicht werden, weil ungeduldig auf Entspannung gewartet wird, dadurch aber bereits wieder so ein Leistungsdruck gesetzt wird, daß die Entspannung überhaupt nicht gelingen kann, sondern eher Unruhe entsteht. Für im Körpererleben Gestörte ist es daher günstiger, diese Verfahren unter Anleitung, am besten in einer Gruppe zu erleben und zu erlernen. Man liegt auf dem Boden, spürt seinem Atem nach, atmet in den Bauch, um zu erfahren, wie der Atem helfen kann, nicht gegen einen, sondern mit einen zu leben. Es geht darum, Signale zu differenzieren, die Aktivität und Bewegung oder Entspannung bedeuten, man hört, wie es anderen dabei geht. Erst spät kann Hunger und Sattheit gespürt werden.

Entspannung in der Gruppe

Familientherapeutische Konzepte

Therapie in der Familie

Für diese Therapieform entscheiden sich Familien, in denen ein im Haushalt lebendes Mitglied magersüchtig oder bulimisch geworden ist. Meist ist es nicht älter als 18 Jahre, wenn die Therapie beginnt. Die Familie muß Verständnis dafür entwickeln, daß es nicht einen Kranken gibt, der behandelt wird, wozu die anderen beizutragen haben, sondern daß das gesamte familiäre System beeinflußt wird, weil der „Kranke" besonders sensibel auf die familiären Störungen reagiert hat und deshalb *„Symptomträger" stellvertretend für die anderen* geworden ist. Es ist für alle nicht einfach, mit diesem Konzept umzugehen. Es war schon schwer genug zu akzeptieren, daß das „Kind" nicht körperlich krank ist, sondern sich zur Eßstörung entschlossen hat. Eine solche Sicht kränkt zusätzlich. Vorbehandelnde Ärzte haben meist nur die körperlichen Symptome gesehen und die Eltern darin bestärkt, nach somatischen Behandlungsmethoden zu suchen oder Schuldgefühle verstärkt. Anfangs wird skeptisch gewartet und heimlich gedacht, daß es auch diesen Therapeuten nicht gelingen wird, die Tochter zum Essen zu bewegen. Wieder gilt es, sich auseinanderzusetzen, welche Therapieziele kurzfristig, bzw. langfristig angestrebt werden. Längst nicht alle Familientherapeuten messen dem Essen und den Gesprächen über das Eßverhalten Bedeutung zu,

Kommunikation

für einige ist nur die Kommunikation der Familienmitglieder untereinander interessant. Sie vernachlässigen das Eßproblem ganz bewußt und konzentrieren sich auf die gegenseitigen Erwartungen, Bewertungen, Bilder und Klischees, z. B. wie sich der andere verhalten hätte, bzw. verhalten müßte, um Veränderungen in den Beziehungen hervorzurufen. Andere benutzen gemein-

Art und Weise des Miteinander-Umgehens

same Mahlzeiten, die auf Video aufgezeichnet werden, um die Art und Weise des Miteinander-Umgehens zu verdeutlichen, dabei können sogar Vater oder Mutter aufgefordert werden, die Tochter zum Essen zu bringen. Diese Erfahrungen ermöglichen weitergehende Gespräche, die letztendlich bei der Fragestellung enden, wie das Familienklima ist: Ob es dem Heranwachsenden Selbständigkeit und Ablösung ermöglicht, wodurch er sich geborgen fühlen kann, ob er durch übergroße Erwartungen überfordert wird, wodurch Zuwendung erreicht werden könnte, außer durch gute Leistungen und braves Funktionieren. Oft nehmen die Symptome anfänglich zu! Das kann das Vertrauen in einer solchen Therapieform erheblich erschweren, besonders, wenn Bedenken bestehen, daß nicht alle körperlichen Behandlungsmöglichkeiten ausgenutzt wurden. Verständlicherweise drängen die Eltern auf körperliche Untersuchung oder Behandlungen, wenn es dem Erkrankten schlecht geht.

Familientherapie wird deshalb erst dann begonnen, wenn keine zu starke körperliche Gefährdung mehr besteht, weil sonst der Machtkampf zwischen Eltern und Erkranktem auch auf die Familientherapie ausgedehnt würde.

Alle sollten die gleichen Möglichkeiten haben, sich am Gespräch zu beteiligen. Es ist Aufgabe der Therapeuten, ein solches Klima zu schaffen, daß Kritik und Vorbehalte ausgesprochen werden können und das Verständnis steigt, warum evtl. der andere sich so und nicht anders verhalten hatte, und daß sein Verhalten immer auch eine Antwort auf mein Verhalten gewesen ist und mich wiederum zu bestimmten Verhaltensweisen provoziert hat. Für Eltern, besonders für Mütter, deren Lebensinhalt die Familie ist, kann es schwer sein, eine solche familientherapeutische Sichtweise an sich heranzulassen, ohne sie als Schuldzuweisung zu verstehen und depressiv zu reagieren. Es wären wichtige persönliche Erfahrungen, wenn es gelänge zu verstehen, welche unbewußten Bedürfnisse sie/er durch die überfürsorgliche Behandlung der Familie befriedigen können. Sie/er würden erleichtert erleben, daß dies gar nicht so von ihnen erwartet wird, wie sie meinten und könnten sich mehr Zeit für sich selbst nehmen.

Die Beziehung zwischen den Ehepartnern bleibt durch eine Familientherapie nicht unberührt. Es bestehen große Chancen, daß sie sich verbessert, aber schwelende Konflikte werden natürlich auch aufgedeckt und angesprochen. Es kann auch schon dazu kommen, daß der Entschluß zur Trennung, der jahrelang weggeschoben wurde, erneut ins Gespräch kommt. Es kommt vor, daß nach Besserung der Symptome des Symptomträgers ein anderes Familienmitglied eine psychosomatische Störung bekommt und sich dann in Behandlung begibt.

Beziehung zwischen Ehepartnern

Es ist wichtig, daß die Familie versucht, die Herausforderung durch die Krankheit eines Mitglieds *nicht nur als Krise zu sehen, sondern auch als Chance über die bisherige Lebensgestaltung und das Familienklima nachzudenken*, z.B. warum im Verlauf das Zusammenleben anders geworden ist, als man es sich vorstellte.

Lernen, wieder miteinander zu reden. Gefühle dann zu zeigen, wenn sie aufkommen, hilft nicht nur dem Erkrankten, sondern ebenso allen anderen.

Selbsthilfegruppen für Eßgestörte sind eine Chance

In Selbsthilfegruppen schließen sich Betroffene zusammen, bzw. Angehörige von Betroffenen, die sich gegenseitig helfen wollen, mit ihren durch die Eßstörungen hervorgerufenen Problemen besser umgehen zu können. Es sind keine Therapiegruppen, sie werden zwar manchmal anfänglich durch Experten beraten und angeleitet, haben aber keinen professionellen Leiter. Der Kontakt zu Experten, seien es nun Ärzte, Psychologen, Sozialarbeiter, Mitarbeiter aus Beratungsstellen für Selbsthilfegruppen, wird von den Gruppen unterschiedlich gehandhabt und ist abhängig von den Wünschen der Gruppenmitglieder. Experten werden eingeladen, um in Diskussionen zu Ursachen von Suchten, medizinischen und alternativen Behandlungsmöglichkeiten zu diskutieren oder Hilfestellung für die Bewältigung von Entwicklungsproblemen der Gruppe zu geben.

Selbsthilfegruppen

In einer Selbsthilfegruppe sollten sich mindestens 6−8 und höchstens 12 Personen zusammenfinden. Zu Anfang sollte diskutiert werden, daß es notwendig ist, sich regelmäßig zu treffen, durchschnittlich einmal in der Woche über einen längeren Zeitraum. Gruppensitzungen dauern 2−3 Stunden und finden nach Möglichkeit in einem neutralen Raum, z. B. in einem Klub, statt. Nachdem sich alle vorgestellt haben, wird über die Möglichkeiten gesprochen, was eine Selbsthilfegruppe leisten kann und was nicht. So wird allen klar, daß sie keine Therapiegruppe ist, und daß diejenigen enttäuscht werden müssen, die ein an medizinischen Vorstellungen orientiertes Vorgehen bzw. einen Gruppenleiter erwarten.

Jeder braucht in einer Gruppe nur zu sagen, was er möchte. Lügen ist erlaubt, aber jeder sollte ausreden dürfen und seine Meinung darstellen, ohne daß sofort widersprochen wird. Es ist wichtig, die Sichtweise anderer akzeptieren zu lernen, auch wenn sie der eigenen Erfahrung oder Sicht total entgegengesetzt ist und in ihrer Deutlichkeit ängstigt. Zu Beginn der Treffen einigt man sich über das Thema, eventuell auch darüber, wer die heutige Veranstaltung moderiert und darauf achtet, daß das Thema nicht verlorengeht. Was in der Gruppe besprochen wird, bleibt auch in der Gruppe. Nur so kann wirkliches Vertrauen entstehen.

Meinungen ohne Widerspruch anhören können

**Prinzip der
Selbsthilfe**

Es gilt die Regel, daß jeder in die Gruppe wegen seiner eigenen Schwierigkeiten kommt und nicht, um anderen zu helfen. Dieses Anderen-Helfen-wollen würde ja nur davor schützen, die eigenen Schwierigkeiten offenlegen zu müssen. Das Prinzip der Selbsthilfe ist: „Jeder hilft sich selbst und hilft dadurch anderen, sich selbst zu helfen". Jede Gruppe durchläuft verschiedene Phasen. Zuerst muß man einander kennenlernen (die Anwärmphase), Vertrauen fassen, inwieweit man sich öffnen kann. Häufig bleiben nach den ersten Begegnungen einige weg, und es bildet sich eine Kerngruppe, die sich regelmäßig trifft. Nachdem alle ihre Lebenssituation und ihre Störungen geschildert und über die Erwartungen gesprochen haben, die sie an die Selbsthilfegruppe stellen, erlebt die Gruppe, daß es nicht so einfach ist, Themen zu finden, die nicht oberflächlich sind, aber auch noch nicht zu tief unter die Haut gehen. Aus der Erfahrung heraus, daß Selbsthilfegruppen von Eßgestörten sich häufiger nach der Anwärmphase wieder auflösen als andere Selbsthilfegruppen von chronisch körperlich Erkrankten, hat sich in einigen Städten

Experten beraten die Gruppe

Deutschlands ein Konzept herausgebildet, wonach Experten die Gruppen über 8–10 Stunden beraten, anleiten und in die Gruppenarbeit einführen. Eine Möglichkeit wäre z. B., daß zu Beginn jeder Stunde in einem „Blitzlicht" jeder in 2 Minuten sagt, wie er sich fühlt und wie die letzte Woche war. Es werden Gespräche über Körpererleben, Frausein, Partnerschaft, Sexualität angeregt. Wenn Rivalität in der Gruppe, die ganz selbstverständlich aufkommen muß, nicht ausgespart und unterdrückt, aber nicht zum Mittelpunkt der Treffen gemacht wird, kann sie in eine „Frauensolidarität" führen, kann man sich miteinander vergleichen und unterstützen, weil man sich auch kritisieren kann. „Welchen Sinn hat für mich Dicksein, warum muß ich abnehmen?" „Wodurch entschuldige ich meine Mißerfolge, wodurch verursache ich sie, wie reagiere ich darauf, warum bin ich oft so depressiv und resigniere?"

„Für Dich ist Essen eine Betäubung für Kummer, für mich eigentlich eher etwas Schönes, von dem ich nicht genug bekommen kann, was haben wir gemeinsam?"

Man kann sich aber auch sagen, daß man einander schön findet, bzw. was man am Körper der anderen schön findet.

Feministinnen haben die Selbsthilfearbeit bei Eßstörungen begonnen und die patriarchalisch strukturierte Gesellschaft als

Ursache der zunehmenden Zahl der Suchterkrankungen von Frauen erkannt.

Selbsthilfearbeit als eine Möglichkeit von Bürgerbewegungen ist nicht abhängig von medizinischen Institutionen, das ist ihr großer Vorteil. Die Medizin als Institution ist konservativ, dem naturwissenschaftlichen Denken verhaftet, an ökonomische Zwänge gebunden und, bis auf Ausnahmen, nicht am mündigen Patienten interessiert. Die Selbsthilfebewegung unterstützt das Recht auf Selbstbestimmung Kranker und bringt die Betroffenen dadurch wieder in den gesellschaftlichen Kontakt und hilft, ihre Isolierung zu überwinden. Bei der Behandlung durch medizinische Institutionen entsteht immer die Abhängigkeit durch die Krankenrolle. Wer jedoch in einer Selbsthilfegruppe arbeitet versteht sich nicht als Kranker, dem geholfen wird, sondern als einer, der sich selbst zu helfen hat. Sollte er nicht schon mit dieser Haltung zur Gruppe gekommen sein, so macht ihm das die Gruppe klar.

Selbsthilfebewegung unterstützt das Recht auf Selbstbestimmung Kranker

Bulimia nervosa

Du − kämpfend
nicht wissend gegen wen
Verzweifelt suchend
mit geschlossenen Augen
Das Messer schleifend
mit erhobener Faust
und doch
zerbrechend an der eigenen Qual
der Selbstauflösung

Wer bist Du nur?
Anja B. (8. 2. 1991)

Laß runden meinen Körper
wieder
Ruhen meine Seel in mir
Balsam auf die Narben
die ich mir selber riß

Die Jagd
sie ist geendet
denn ich bin sehend − jetzt
wie lange doch hab ich mich selbst
verleugnet
und verkannt

Mein Kontrahent
ich selber war
ich geh jetzt Hand in Hand
mit mir
nicht wackelnd mehr auf einem Bein
und tretend mich noch obendrein

Ich steh jetzt fester da
hab ich doch beide nun zum Stehn
Anja B. (8. 2. 1991)

Beide Gedichte entstanden an einem Tag. A. nahm zu dieser Zeit
an einer ambulanten Gruppentherapie teil.

Adressen von Selbsthilfevereinigungen

Deutschland
ANAD, Selbsthilfe Anorexia – Bulimia nervosa, Ungererstr. 32,
W-8000 München 40, Tel. 089/33 38 77
Cinderella, Aktionskreis für Eß- und Magersucht, Westendstr.
35, W-8000 München 2, Tel. 089/5 02 12 12
Dick und Dünn e.V., Innsbrucker Str. 42, W-1000 Berlin 62, Tel.
030/7 82 25 77
Dick und Dünn e.V., Flora-Str. 33, Aufg. 5, O-1100 Berlin, Tel.
60 71 26
SEIN e.V., Rungestr. 3–6, O-1020 Berlin, Tel. 27 30 12 71
Frankfurter Zentrum für Eßstörungen e.V., Hansaallee 18,
W-6000 Frankfurt 1
Nakos, Nationale Kontakt- und Informationsstelle zur Anregung
und Unterstützung von Selbsthilfegruppen, Albrecht-Achilles-
Str. 65, W-1000 Berlin 31, Tel. 030/8 91 40 19
Frauen lernen Leben e.V., Veuloerstr. 405–407, W-5000 Köln 30
Overeaters Anonymous, Postfach 106206, W-2800 Bremen 1
Österreich:
Selbsthilfegruppe bei Magersucht und Bulimie, Vereinszentrum,
Aichholzgasse 52, 3. Stock, A-1120 Wien
Schweiz:
Team-Selbsthilfe, Postfach 107, Ch-8000 Zürich, Tel. 01/55 86 78
oder 01/2 52 30 36

Literatur

Bruch, H.: Der goldene Käfig, Fischer, Frankfurt/M. 1980

Fichtner, M.: Bulimia nervosa – Grundlagen und Behandlung. Enke, Stuttgart 1989

Focks/Trück: Maskerade der Weiblichkeit – Eß-Brechsucht. Gratwanderung zwischen Anpassung und Verweigerung. Centaurus, Pfaffenweiler 1987

Gerlinghoff, M.: Magersüchtig. Piper, München 1985

Göckel, R.: Eßsucht oder die Scheu vor dem Leben. Rowohlt, Reinbek 1988

Ihnen, G.: Wenn ich erst richtig schlank bin. Erfahrungen eßgestörter Frauen in Selbsthilfegruppen. Zu beziehen über „Dick und Dünn" e. V.

Meermann, R. (Hrsg.): Anorexia Nervosa. Ursachen und Behandlung. Enke, Stuttgart 1981

Minuchin, P., E. Rosman, L. Baker: Psychosomatische Krankheiten in der Familie. Klett-Cotta, Stuttgart 1983

Orbach, S.: Anti-Diät-Buch I und II. Frauenoffensive, München 1988

Plagwitz, M.: Sucht und Sehnsüchte. Ein Erfahrungsbericht zur Bulimie. Dtsch. Ärzte-Verlag, Köln 1989

Weber/Gunthosel/Stierlin/Helm: In Liebe entzweit. Heidelberger Familientherapie der Magersucht. Rowohlt, Reinbek 1989

Weiss, L., M. Katzman, S. Wolchik: Bulimie. Ein Behandlungsplan. Huber, Bern 1989

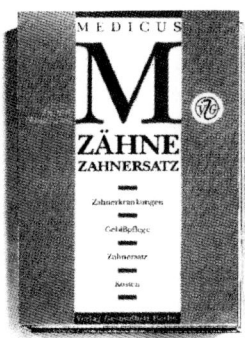

Dr. med. Thomas Lietz erlebt in seiner
Sprechstunde zu oft, wie nachlässige
Zahnpflege das Gebiß zerstört. Sein
Ratgeber möchte mehr Wissen vermit-
teln über Aufbau und Funktion der
Zähne, Ursachen, Verlauf und Behand-
lung von Zahnerkrankungen, richtige
Mundhygiene und Ernährung, Möglich-
keiten des Zahnersatzes.

Thomas Lietz
Zähne und Zahnersatz
Zahnerkrankungen – Gebiß-
pflege – Zahnersatz – Kosten
120 Seiten, 33 Abbildungen,
18 Fotos, 14,5 × 21,5 cm,
Broschur
ISBN 3-333-00676-6
Bestell-Nr. 5676

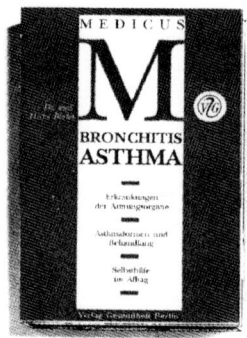

Die erfolgreiche Behandlung von
Asthma und Bronchitis setzt die aktive
Mitwirkung des Patienten voraus.
Neben der medikamentösen Behandlung beschreibt der Autor auch Atem-
therapie, Wasser- und Saunabehand-
lung, Behandlung im Kurort. Dr. med.
Hans Blaha leitet seit über 30 Jahren
das Solbad in Bad Salzungen und ist
bekannt für seine »Asthmasprechstun-
de« für Kinder und Erwachsene.

Hans Blaha
Bronchitis und Asthma
Erkrankungen der Atmungsor-
gane – Asthmaformen und Be-
handlung – Selbsthilfe im Alltag
136 Seiten, 130 Abbildungen,
14,5 × 21,5 cm, Broschur
ISBN 3-333-00523-9
Bestell-Nr. 5523